中医药茶疗养生丛书

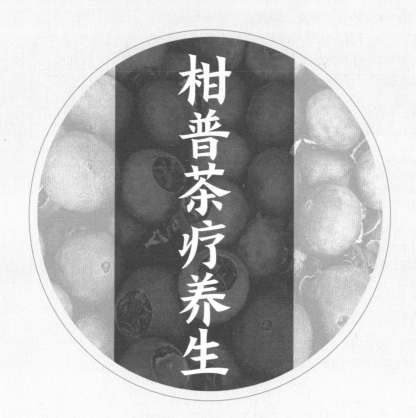

柑普茶疗养生

贺振泉 赖惠清◎主编

全国百佳图书出版单位

中国中医药出版社

·北 京·

图书在版编目（CIP）数据

柑普茶疗养生 / 贺振泉，赖惠清主编 . — 北京：
中国中医药出版社，2023.4（2024.1 重印）
（中医药茶疗养生丛书）
ISBN 978-7-5132-8043-3

Ⅰ.①柑… Ⅱ.①贺… ②赖… Ⅲ.①茶叶—食物疗
法 Ⅳ.① R247.1

中国国家版本馆 CIP 数据核字（2023）第 035978 号

中国中医药出版社出版

北京经济技术开发区科创十三街 31 号院二区 8 号楼
邮政编码 100176
传真 010-64405721
河北品睿印刷有限公司印刷
各地新华书店经销

开本 710×1000 1/16 印张 11.5 字数 135 千字
2023 年 4 月第 1 版 2024 年 1 月第 3 次印刷
书号 ISBN 978 - 7 - 5132 - 8043 - 3

定价 79.00 元
网址 www.cptcm.com

服 务 热 线 010-64405510
购 书 热 线 010-89535836
维 权 打 假 010-64405753

微信服务号 zgzyycbs
微商城网址 https://kdt.im/LIdUGr
官 方 微 博 http://e.weibo.com/cptcm
天猫旗舰店网址 https://zgzyycbs.tmall.com

如有印装质量问题请与本社出版部联系（010-64405510）
版权专有 侵权必究

《柑普茶疗养生》编委会

主　编

贺振泉　赖惠清

副主编

宋　鹏　黄健美

编　委

梁大华　王　琛　黄小龙　李旻喆
韦伯安　张开源　田秋燕

主编简介

贺振泉

广州中医药大学教授，历任中国发展研究院中医药研究中心副主任、国家中医药儿童健康工程发起人和主要负责人、中国茶疗养生产业技术创新战略联盟理事长、中华中医学术流

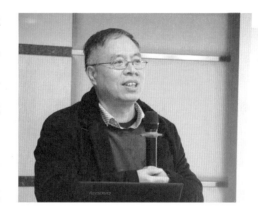

派联盟秘书长、大健康中国行组委会秘书长、广东省保健协会首席专家、广东省中医药学会中医诊断专业委员会常务理事、中华中医药学会亚健康分会副秘书长、世界中医药学会联合会亚健康专业委员会副秘书长、全国亚健康专业调理机构服务水平星级评审委员会委员、中国保健协会专家、广东芳香保健委员会常务副主任委员，国家自然科学基金项目评议人、北京市自然科学基金项目评议人、高校博士学科点专项科研基金评审专家、广东科学中心专家、全国儿童中医养生保健专家委员会常务副主任、《手护宝贝》(中医儿童健康杂志) 主编。

从事解剖学教学与科研、经络研究、中医养生、预防保健等工作近30年。曾获广东省中医药科技进步奖等多项奖励。主持和参与多项国家级、省部级课题，在国内率先开展"中国虚拟人在经络三维重建的研究"、经络筋膜学说的研究，发表论文数十篇。主编《袖珍针灸取穴图解》《人体筋膜系统经络实质新解》《生活中的误区：用药误区》《新生活富贵病》等专著10余部。主编中医养生、美容、医学保健等方面科普著作30余部。主持6项国家级继续教育项目。

赖惠清

华南理工大学高级工商管理硕士，教授级高级工程师，广东省云鼎柑普茶业有限公司创始人、董事长，广东省茶叶流通协会副会长，中国中小企业协会中外企业家分会副会长，英国皇家特许建造师。

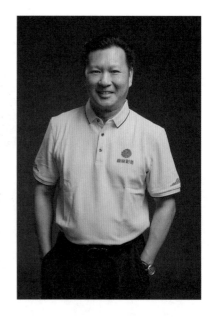

长期致力于茶文化和中医药茶疗文化研究与推广，并在行业内首次提出"全生晒柑普生茶"制作理论，2016年创办国内首家倡导全生晒工艺和首家规模推出系列全生晒柑普生茶的专业企业，发表《气质联用技术解析全生晒柑普茶特征香气》等"柑普茶与健康"系列期刊论文数篇。

黄 序

　　"神农尝百草，日遇七十二毒，得茶而解之"，茶叶是作为一味药而被人类祖先发现的。现代科学研究表明，茶叶具有提神、利尿、降脂、降糖、杀菌、消炎、抗氧化、清除自由基等生理活性。陈皮是有名的中药材，具有理气健脾、燥湿化痰的功效，主治脘腹胀满、食少吐泻以及咳嗽痰多等症状。

　　柑普茶是将普洱茶置于新会柑皮内，经过晒制而成的一种复合茶产品，在广东有着悠久的生产历史。近年来，随着茶文化以及养生保健观念的普及，柑普茶的市场需求空前旺盛，一个产品发展成为一个年产值近百亿的大产业。大的产业必定有大的技术需求，本书提供了全生晒柑普茶的基本加工技术，对于广大柑普茶产业从业人员以及消费者具有十分重要的参考价值。

　　近几年，笔者及研究团队也对柑普茶开展了一定的研究工作。结果显示：全生晒柑普茶加工过程中，普洱生茶的多酚类物质有所减少，茶色素含量随之上升，茶汤滋味趋于醇甘；柑皮中7-甲氧基黄酮、川橙皮素、橙皮苷等黄酮类成分含量随日晒而明显上升；生晒柑普茶在动物实验中显示出抗焦虑的活性，在细胞实验中表现出对胃癌、肝癌细胞具有抑制作用。当然，这些生理活性还需要更多的实验

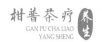

结果作为依据，但品质生化成分的变化提示，日晒有利于柑普茶品质和生理活性的改善。

《柑普茶疗养生》一书即将出版，衷心祝愿这本书对于柑普茶爱好者起到良好的指导作用，祝柑普茶产业越来越兴旺发达。

黄亚辉

华南农业大学教授、博士研究生导师

2023年2月1日

肖　序

　　茶在中国历史悠久，底蕴深厚，被誉为"国饮"，是我国传统饮食文化的重要组成部分。柑普茶由药食同源食材新会柑皮和普洱茶以独特方式精制而成，兼具两者的清醇果香味和醇厚甘香味，形成了独特的风味。同时，柑普茶兼具陈皮和普洱茶的健康功能，广受消费者青睐。

　　本书聚焦柑普茶的独特风味和养生功效，融合我国文化、历史、中医学理论与实践和现代科学研究成果，旁征博引，对柑普茶进行了全面系统的叙述。其内容丰富，条理清晰，特色突出，科学实用，语言生动，呈现了柑普茶的古韵幽香和现代文明相交融的浓郁文化韵味，是一部清晰、严谨、令人怡然的作品。本书适用于爱好茶文化的专业及非专业人士阅读，也可供柑普茶种植、销售、科研、生产、养生的工作者和消费者参考。

　　本书由茶叶、柑橘、中医、药学等研究领域权威专家以及知名企业家共同编写。编者在撰写过程中充分发挥各自的专业特长，通力合作，广泛阅读相关书籍资料，并现场走访调研，融汇古今中外，向读

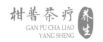

者准确、全面、系统地呈现了柑普茶的相关知识。《柑普茶疗养生》一书将是柑普茶爱好者和养生爱好者值得信赖的优选读物。

肖航

美国马萨诸塞大学教授、博士研究生导师

2023年2月5日

做一款提升民族体魄的柑普茶

我在机缘巧合之际遇见了柑普茶。

柑普茶："柑"是国家地理标志产品新会柑，也是广东首宝——陈皮的原材料；"普"是国家地理标志产品云南普洱茶。它们均可以长期存放和收藏，且随着时间的变化越陈越香，越陈越珍贵。

怀着对云南古树茶的深爱以及对新会陈皮的情结，我希望做一款给自己饮和收藏的柑普生茶。刚开始，做柑普茶只是我的兴趣，随着不断深入了解，全生晒柑普茶的博大精深让我敬畏天地之造化、感恩大自然对我们的馈赠，慢慢地让我生发出一种使命感！由此，我开启了人生中一条不平凡的如朝圣般的探索之路。

柑普茶的发明源自清代道光年间进士罗天池，传统的柑普茶都是通过自然风干、少许晒制、熏干或柴火烘干而成的。由于新会地区属于海洋性季风气候，雨水充沛、说来就来，果茶难以做到全日晒晒干。因此在这100多年来，人们都是家庭作坊式小规模生产柑普茶，不能实现规模化，直到近年出现的机器烘焙柑普茶工艺，才让柑普茶实现了规模化生产并快速地传遍了中国大江南北。

而我们是在很偶然的机会下来到广东省广宁山区茶厂生产柑普茶的。这里雨水相对较少，天气变化易于观察，露天日晒的果茶能够及时在下雨前收起来，免受雨水淋湿，能真正做到阳光直射晒足二十天的全生晒

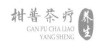

工艺。传承创新全生晒工艺，让柑皮与古树生茶在阳光的加持下高度融合，浑然天成，成就了这蕴含品饮、健康、收藏、文化、产业、社会六大价值的茶中臻品，这无疑是集天地人和、理念、运气、造化而成啊！

全生晒工艺制作而成的柑普茶，比过往工艺制作而成的柑普茶具有更优的香气、口感、养生价值，以及可长时间保存等特点，如今得到越来越多消费者的关注。

在这几年里，不少专家对我们很认可，他们纷纷表示柑普茶具备很好的养生价值。为了更有说服力地阐明其养生价值，我们联合华南农业大学茶学系的黄亚辉教授及其研究团队，进行了全生晒柑普茶的系统研究，通过成分分析、细胞实验以及动物实验等科学定量研究方式，分析全生晒柑普茶成分及其健康养生作用。同时，我们邀请中西医、茶疗养生以及食品健康等领域二十余名专家，做了全生晒柑普茶的研究分析。其中，知名外科专家和中医专家、南方医科大学南方医院李朝龙教授通过论证后认为：全生晒柑普茶具有"清、补、运"平衡养生的作用。接下来，我们也将从临床的角度，去探索全生晒柑普茶对人体的健康促进和预防疾病的作用。

通过四年的系列研究和探索，大量研究数据的呈现，足以证明全生晒柑普茶是一款非常具有健康养生价值的茶，它可以让健康养生趋于简便，未来或许有机会成为数以亿计国人预防疾病的大健康茶饮品，提升体魄和工作效率。因此，我们正本清源，守正创新，立愿做一款提升民族体魄的柑普茶。

赖惠清

广东省云鼎柑普茶业有限公司董事长、教授级高级工程师、

广东省茶叶流通协会副会长

2023年2月20日

目　录

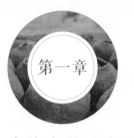

第一章

当陈皮遇见普洱

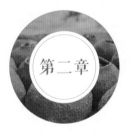

第二章

柑　皮

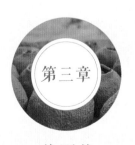

第三章

普洱茶

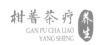

第八章

柑普茶的选购
和存储

第九章

柑普茶与呼吸
系统疾病

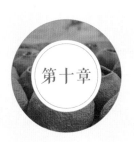

第十章

柑普茶与心脑
血管病

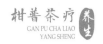
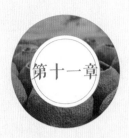
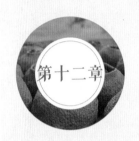

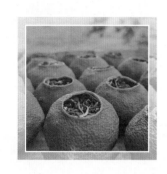

第一章
当陈皮遇见普洱

近年来，柑普茶流行于世，其甘甜醇香的陈皮气息伴着陈年普洱茶的馥郁香味，两者相得益彰，受到广大茶友、养生爱好者的青睐。

柑普茶融合了新会柑清醇的果香味和云南普洱茶醇厚甘香之味，让柑皮与茶叶相互吸收精华，形成了风味独特、口感一绝的茶香特点。或许是小产区创新茶的原因，也或者是由于其独特的口味及养生保健效果令消费者青睐。

柑普茶之所以味道会有入口甘醇、香甜，并有独特的花香味和陈香味，是由于新会柑的果香味特别，普洱茶叶长期吸附了柑皮的果香味所致。另外，柑普茶的养生保健作用突出，柑皮尤其是其陈化三年后转化为陈皮，和普洱茶相互结合冲泡，既发挥出新会陈皮理气健脾、燥湿化痰的功效，又发挥出普洱茶清胃生津、消食化痰的功效。

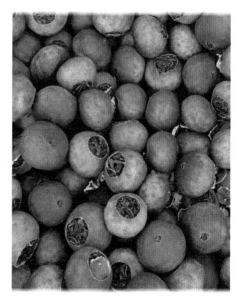

△柑普茶

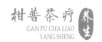
当陈皮遇见普洱茶，一个是来自具有"千年人参，百年陈皮"美誉的新会陈皮，一个是来自终年雨水充足、云雾缭绕、土地肥沃的滇地高山，两者结合，真乃"天作之合"。

陈皮同普洱茶一样都有着"越陈越香"的特点，却又有着各自独特的滋味和功效，恰如《论语》中所说"君子和而不同"，陈皮仿佛有着包容万物的特性，一方面表现自己，另一方面又衬托别人。品味陈皮普洱茶，体会茶中人生观，陈皮与普洱茶的搭配展现出的是一种和谐之美、包容之美。

围绕陈皮和普洱茶，有传说和故事，寄托了人们对于健康、养生、爱情等美好愿望的期待与向往。

第一节

"老旧皮"治太后乳疾

在宋代以前，新会虽已有人开始种柑，但都是小打小闹，自产自销，没有规模生产。当地人对柑皮入药不甚了了，只是取其香味，偶尔在烹调时用之，也有懂医之人，将柑皮晒干留用，作为化痰止咳、理气止痛的一味中药，但还没有被总结推广，甚至没有一个正式的名字。

直到南宋时期，有一名叫黄广汉的官员，他偕夫人米氏，率领家人南迁新会县。他的夫人出身名门，自幼苦读诗书，断文识字，精通药理。1229年，米氏奉诏前往已迁到临安（今杭州）的京城，在后宫杨太后身边随侍4年。其间，杨太后得了乳疾，御医们天天把脉问安，诊治开药，都不见好转，屡遭训斥，束手无策。杨太后终日眉头紧锁，不得开颜。米氏心里着急，向丈夫黄广汉述说讨教。黄广汉略通中医药，便取出平时家里存放的经过特制的柑皮，交由米氏为杨太后医治。米氏用此柑皮入药，熬制汤药给杨太后服用，日复一日，杨太后的乳疾竟慢慢得以痊愈。

康复后的杨太后喜不自胜，唤来米氏详细了解"神药"的名称与出处。因为这特制的柑皮原本没有名称，米氏一时不知如何作答，急中生智，想起此柑皮为晒干后若干年的老旧皮，可称作"陈皮"；其制法为其丈夫黄广汉所传，所用原料柑皮又产自广东，当时的"广"是繁体字，"广"字头下一"黄"字，取"广"字为名，寓意广东产柑，黄家所创，一语双关，还能有别于其他地方的柑橘皮。她连忙回复杨太后：此药名叫"广陈皮"。

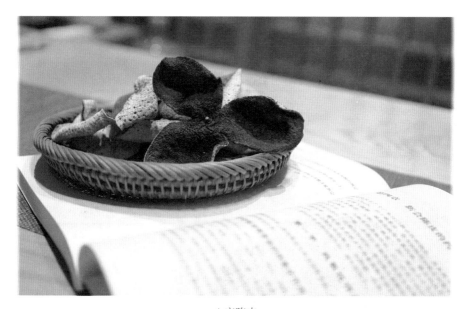

△广陈皮

杨太后听闻凤颜大悦，对广陈皮的功效和米氏的医术赞赏不已，奏请宋理宗皇帝，封赏米氏为"邦显一品夫人"。黄氏族谱云："请调治后乳，著手成春，敕封邦显。"

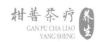
据说，邦显一品夫人米氏从此深谙陈皮之道，又因其还有商业头脑和济世思想，她协助丈夫将中原先进的种柑技术带回新会，改进新会的种柑方法，并将制皮之法传于子孙。她认为陈皮品质独特，疗效不凡，既能营生又能济世，遂告诫后辈：不为良臣，当事良药。她言传身教，培育有方，三个儿子均为进士，她也因此被黄姓后人尊称为米氏太婆。

民间早就有这样的俗语："广东三件宝，陈皮、老姜、禾秆草。"十分庆幸，陈皮没有因为其功效独特而被束之高阁，专侍皇家贵族。此后数百年间，新会柑的种植技术被广泛传播，在新会得以大面积培育，陈皮的制作技艺也在传承的基础上发扬光大。

普洱救下的帝师

清代道光年间，一位叫刘琨的书生和马帮结伴而行，到县城参加会试。在翻越无量山的时候，不慎感染瘴气，落下队来。一个猎户人家给他喝了一种神奇的饮料，治好了病，一个星期后到县城赶上了会试。

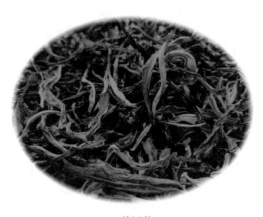

△普洱茶

书生之后考试一路顺利，直到在京城考中进士做了高官。进士感恩猎户人家，派人回到无量山寻找当时救他的猎户，最后发现当时猎户救他的那种饮料就是普洱茶。书生做官一路做到二品，最后成为同治皇帝的老师。

从一介书生，到皇帝身边的将相巨子，刘琨的身份发生了巨大的变化，但是他没有忘记来自乡野山林的普洱茶。进官后，刘琨把这种茶叶推荐给了同治皇帝和慈禧太后，普洱茶特有的味道一时间引得皇官贵族们竞相追捧。

无论是皇戚贵胄，还是平民百姓，虽然身份不同，但是都食五谷杂粮，也就都会有灾祸和病痛。不管是传说还是事实，千年前的古人和百年前的帝王，他们生命中的某一瞬间，的确与普洱茶相遇。

陈皮汤泡出来的创新茶

新会人生产的"陈皮普洱茶"已经有170多年的历史。广为流传的柑普茶是良溪村道光进士罗天池创立的。罗天池原名汝梅，字草绍，1805年生于新会棠下镇良溪村，道光六年（1826）进士，被誉为"粤东四大家"之一。

罗天池在云南任职期间养成了饮当地普洱茶的习惯。因此，在道光二十七年（1847），罗天池辞官的时候带了不少普洱茶回乡，想着今后以茶过日子。

返乡的当年秋季，罗天池不小心患上伤寒，庆幸并不严重，就没有请大夫，而是独自在书房看书，休养生息。陈皮自古有理气化痰功效，故罗天池的夫人当时用陈皮煮水给他服用，但看书入神的罗天池并没有发现夫人端上来的是陈皮汤，以为夫人与往常一样，煮的只是普通沸水，供他泡茶。直到他把陈皮汤倒进茶具后才发现，但倒掉又觉可惜，就啜了一大口，顿感柑皮和普洱茶混合的香气直透鼻腔，两颊陈香。喝过几碗，便感觉喉咙舒适，咳嗽咳痰也少了。

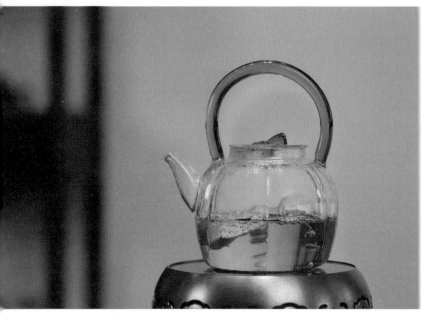

◁陈皮汤

第二天，罗天池特意吩咐夫人煮了一壶陈皮汤，供他冲泡普洱茶，一连两天，他明显感觉自己的伤寒得到了改善，咳痰少了许多，原本胸口那股阻塞仿佛被陈皮和普洱茶洗涤了下去。

自此之后，罗天池每喝普洱茶时，都喜欢加上一些陈皮泡着一起喝。

后来，当隔壁的族弟给罗天池送来自己种的新会柑时，他拿起橘子看了看，心想普洱茶放置的时间越长，冲泡饮用的味道就越醇厚滑腻好喝，新会柑皮也是放置的时间越长久，祛痰镇咳的效果就越好，如果将这两者结合起来存放，既方便冲泡饮用，也容易储存保留。

于是他把柑皮撕开三瓣，放置普洱茶中，然后再将其包起来。这个方法虽然容易装茶叶，但茶叶也容易散落。于是，罗天池便继续改良其做法，他取出一颗柑橘，用刀将柑橘底部割掉一块，把瓜瓤除掉，用普洱茶将空橘皮填充牢固，再盖上刚割下来的柑橘皮，把果实修复成原状，拿出去晒干。

为了能防水和不压破柑橘皮，他想到了在云南时，看到当地人喜欢用绳子把生鸡蛋绑起串起来卖的风俗习惯，就拿来稻秆，把柑橘茶一个一个绑成一串挂在小书房，还送一部分给乡人，并口传身授教乡人制作。这样，柑橘普洱茶的制作方法慢慢从良溪传出，新会陈皮和云南普洱茶的极致融合，浑然天成，越陈越香。

柑皮和普洱茶均为保健养生妙品，二者特性全是以越陈越香、越陈作用越佳、越陈越有使用价值而闻名于世，柑普茶不论是表面还是内在，均浑然一体，堪称一绝。

一个传统饮食、饮品的诞生，既需要偶然，也需要喜好钻研的食客与茶客那一瞬间的灵光乍现。

柑皮搭配普洱茶，虽然是历史的偶然，但是却迅速促进了一个新型的柑普茶产业的发展，并间接推动了陈皮产业和普洱茶产业的迅速发展。

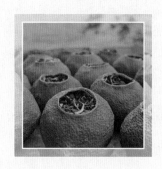

第二章
柑皮

中国是世界上栽培柑橘最早的国家，迄今已有4000多年的历史。《尚书·禹贡》就有"厥包橘柚锡贡"记载，说明在夏禹时代（约公元前21世纪），已有橘、柚（香橙）、枳（酸橙）的栽培，并把橘柚作为贡品。

我国利用柑橘的外皮做中药，约有2000年的悠久历史。在历代文献中，柑橘的外皮曾以"橘皮""陈橘皮"等字眼出现，"陈皮"的名称到元代之后才变得常见。

中医药学认为，陈皮味辛、苦，性温，具有理气健脾、和胃止呕、燥湿化痰、镇咳利尿等功效，特别适合于长夏湿热邪气困扰脾胃，引起消化功能减弱出现脘腹胀满、食欲不振、不思饮食、口淡无味等症状的患者。

酸甜可口的水果

菊暗荷枯一夜霜，

新苞绿叶照林光，

竹篱茅舍出青黄。

香雾喷人惊半破，

清泉流齿怯初尝，

吴姬三日手犹香。

——苏轼《浣溪沙·咏橘》

柑橘颜色金黄，汁多味甜，香气扑鼻。苏轼一生，喜食柑橘，种柑橘，吟咏柑橘，对柑橘情有独钟。

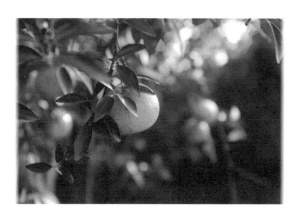

△新会茶枝柑

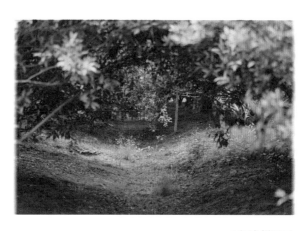

△新会柑果园

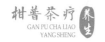

　　"香雾"典故出自南朝（梁）刘孝标的《送橘启》："南中橙甘，青鸟所食。始霜之旦，采之风味照座，劈之香雾噀人。"

　　秋冬时节，菊花凋零，荷花枯惨，然而柑橘树却绿色扶苏，柑橘青黄相间，在田野之中硕果累累。柑橘香气扑鼻，掰开后果肉晶莹，令人惊叹。轻咬一口，犹如清泉，在齿间流淌，第一次品尝都感到羞怯，只怕汁液流出。江南女子吃过柑橘后，口中三天都还留有余香。苏轼词中"惊半破"和"怯初尝"描写得惟妙惟肖，"惊"和"怯"用词出神入化。

　　橘子颜色诱人，味道酸甜可口，广为人们喜爱，是最受大家欢迎的水果之一。橘子性喜温暖、潮湿的地方，所以我国的好橘多产自江南，就像红豆多生于南国。屈原在《橘颂》里说："后皇嘉树，橘徕服兮。受命不迁，生南国兮。"这里就是说橘子喜欢温暖湿润的地方。

　　柑橘属于芸香科植物，为柑、橙、柚、橘、枳、金柑等的总称，是我国主要水果之一，具有重要的经济价值。我国柑橘种植面积和产量都很大，已经成为世界柑橘第一大国，且品种丰富，栽培面积广。

　　柑橘皮是柑橘果实鲜食和加工的废弃物，占果重的20%～40%，是柑橘的主要副产品。中医学认为柑橘皮味辛、苦，性温，其功能主要为化痰止咳、理气止痛，可入药。其所含营养成分除氨基酸外，其余均高于果肉，尤其是富含一定的生物活性成分，如类黄酮、维生素C、类胡萝卜素等，有抗菌消炎、降脂、降糖等多重生理功效。

　　陈皮是芸香科柑橘属植物橘及其栽培变种的干燥成熟果皮，又名橘皮。陈皮始载于《神农本草经》，列为上品，谓："橘柚，味辛，温。主胸中瘕热逆气，利水谷。久服去臭，下气、通神。一名橘皮。生川谷。"上文不仅列出了陈皮的形状、性味，而且提出了陈皮的主治，即对肠胃的温和刺激功能。

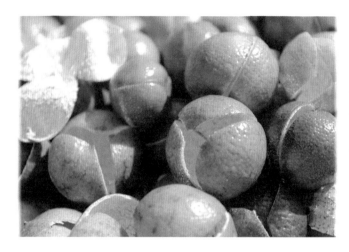

◁ 新会茶枝柑柑皮（二红皮）

明代著名医学药家李时珍说："橘皮，苦能泄能燥，辛能散，温能和，其治百病，总取其理气燥湿之功。同补药则补，同泻药则泻，同升药则升，同降药则降。"

《中国药典》（2020版）记载，陈皮药材可分为陈皮及广陈皮，质量以广陈皮为优。

陈皮的主要来源为柑橘的变种，主要包括：

◆ 红橘，包括福建的福橘，四川及重庆的大红袍。

◆ 朱橘，朱红橘，分布于长江沿岸各省市及浙江等。

◆ 温州蜜橘，无核橘，分布于浙江、四川，现在各地引种很多。

◆ 椪橘，芦柑，汕头蜜橘，分布于广东汕头，福建漳州、厦门地区。

◆ 黄岩蜜橘，早橘，分布于浙江黄岩、金华、衢州。

陈皮来源除以上主要品种外，还有慢橘、乳橘、本地早、瓯柑、蕉柑等。

陈皮主产于四川的泸州、宜宾、自贡、内江、资中、资阳、简阳、金堂、蒲江、渠县、潼南、武胜、合江、蓬安、南充；重庆的万

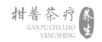

州、开县、江津、合川、江北、长寿、巴南区、彭水；湖北的巴东、
秭归、宜昌、恩施；贵州的铜仁、遵义；陕西的汉中、安康；湖南的
益阳、邵阳、衡阳；福建的漳州、闽侯、福清、永春、安溪、漳浦；
广东的汕头、潮州；江西的南昌、丰城、新干、清江；浙江的黄岩、
临海、天台、温州、奉化、衢州。此外，江苏、安徽、河南、广西、
云南、台湾也有产。

广陈皮是我国著名的道地药材，主产于广东新会，故又名新会陈
皮，位列十大广药之一。正品是茶枝柑的干燥成熟果皮，新会陈皮正
宗、优质，以其理气健脾、和胃止呕、燥湿化痰等多种功效为历代多
名医家所推崇，被奉为道地药材。

新会建城有1600多年历史，是广东历史文化名城和著名侨乡，
秦、汉时属于南海郡地，至南朝（420）设新会郡，隋开皇十年（590）
设置新会县，后改名为冈州郡，故新会又名冈州。

新会种柑取皮相传有700多年历史。元至正七年（1347），新会外
海（今属江海区外海镇）陈惠甫拨田嘱书中写有"甘子田租十石"，这
是他母亲在元初时的奁田，说明当时新会存在专门生产柑子的柑园。

青皮和陈皮的来源相同，是制作陈皮原材料柑果的未成熟果皮，
一般在春末夏初采收。个大者用刀将皮剖成四片至蒂部为止，除去内
瓤，晒干，就是四花青皮；中等大的称为个青皮，最小的叫青皮子，
晒干而得。

《中国药典》（2020版）记载，青皮有疏肝破气、消积化滞的功
效。常用于胸胁胀痛、疝气疼痛、乳癖、乳痈、食积气滞、脘腹胀
痛。因青皮性酷烈，使用量略不如陈皮。

广陈皮的新会烙印

在新会流传着这样一首歌谣：禾熟柑果红，想穷唔得穷。

"唔得"是地方方言，意思是不能。

当地农民种植的晚稻成熟的时候，柑果也开始成熟，这时候柑农将柑果售卖出去，收入定然还不错。言下之意，种植新会柑的经济价值较高。

新会陈皮是新会柑果皮经晒干或焙干后的陈年贮存品，新会陈皮的质量特色源于新会柑的自然属性，其独特的清香味，有别于其他芸香科植物橘类，具有理气调中、健脾和胃、燥湿化痰、消积化滞之功效。

新会地处三江冲积平原地带，地理环境独特，在土质、水质和气候的共同作用下，形成独有的土壤养分，只有这个地方种植的柑才具有与众不同的特色。

新会陈皮质量特色明显，主要与品种、水土、气候、文化、工艺等道地因素有关。

1.道地基因的柑果品种

陈皮以广东所产为佳，所以有"广陈皮"之称，以别于其他省所产。新会陈皮以其质优，独具道地药材特色，为"广陈皮"中的上品，更以经年陈藏为珍品。

特定的品种基因（DNA）成为新会陈皮质量道地性的基础。新会陈皮的主要柑果原料是茶枝柑的干燥成熟果皮，是从分布于新会古兜

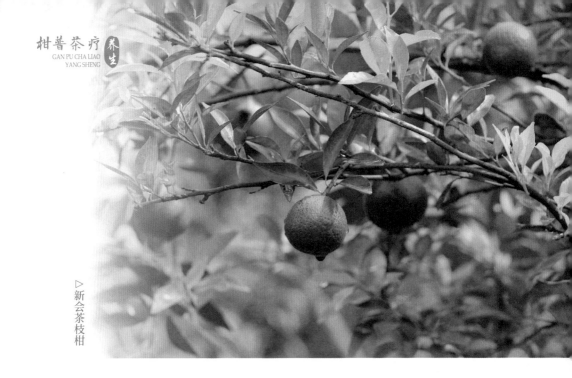

▷新会茶枝柑

山脉、牛牯岭山脉和圭峰山脉的河谷地带野生橘树品种驯化而来的。

茶枝柑历史上有大种油身、细种油身、大蒂柑、高督柑和短枝密叶柑等5个品系，其中以软枝形大种油身和细种油身为商品。由于品种质量特色明显，用其果皮加工而制的新会陈皮也因此品质独特。

2.三水交融的水土特色

新会地处南亚热带季风气候区，光热水充沛，是柑橘生长的相对高温区。在充足的湿温条件下，非常有利于新会陈皮形成片张较大、适当皮厚、油包粒大、油室饱满和芳香浓郁的质量特色。

新会地处珠江三角洲西南部的银洲湖畔、潭江下游，地处西江和潭江的交汇之处，每年汛期，西江就会将远至云贵高原的土壤元素随洪水带到新会银洲湖，与潭江交汇，形成独特的灌溉用水。每年12月到来年的3月、4月汛期前，西江、潭江径流减少，海潮倒灌，形成每年一次的咸潮，其含盐量达3‰～9‰，水土中渗透了海水的元素。

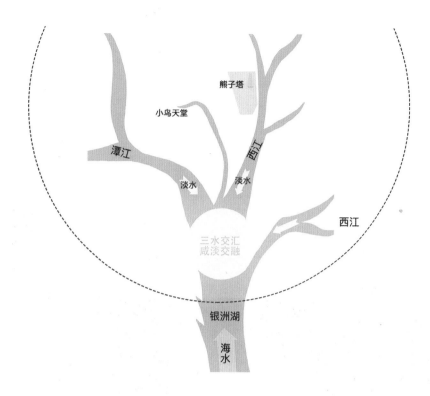

△三水交汇形成的新会柑核心产区

由于西江的洪水和潭江的潮水及南海的海水共同作用，形成新会独有的"三水融通"水土特色，决定了新会的土壤兼具多种土壤成分类型，丰富的水分、沉积有机质和海水盐类成就了质量道地性物质的来源。

3.干湿交替的陈化条件

陈化条件对新会陈皮品质形成至关重要，在新会，一直以来都是采用自然晒制和自然界贮存法加工新会陈皮，所以新会陈皮质量对产区自然条件依赖非常高。

新会有着独特的"干湿交替陈化""冷热交替陈化"的气候节奏条件。新会区属于微丘平原区，北有圭峰山脉、南有古兜山脉和牛牯

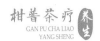
岭山脉，环抱着银洲湖及其平原区，区内河道纵横，形成独特的"湿盆地"的小气候，与海洋性季风气候结合，形成显著干湿、冷热季风变化。在这样"干湿交替陈化""冷热交替陈化"的条件下，柑果皮在长达三年的陈化过程中，深受明显的气候影响，陈化质量也因此具有鲜明特点。

因为新会常有台风过境，新会柑以及由新会柑制作而成的新会陈皮通常带有疤点，这些疤正是台风留下的痕迹，被称为台风疤。

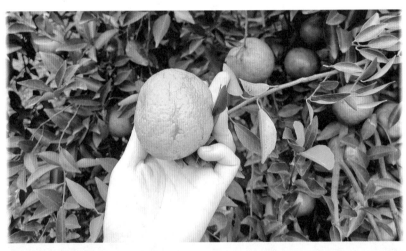

◁ 新会柑的台风疤

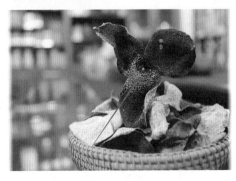

△新会陈皮上的台风疤

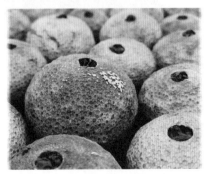

△柑普茶上的台风疤

4.生态互动的种植规范

新会地处珠江三角洲水网地带平原区，以水田建园和采用河水倒灌是新会陈皮生产特点。由于园地地下水位高，加上每年受台风风暴潮的影响，低洼地方易出现洪涝，地力难以充分发挥，经过常年

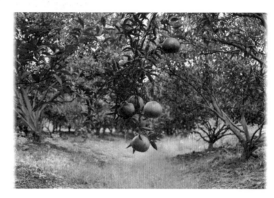

△茶枝柑的种植

的实践探索，新会人琢磨出一套典型水区建园特色和相配套的新会陈皮种植与制作体系，这也是新会陈皮的独到之处。

茶枝柑圈枝或嫁接苗木繁衍培育，施行"十年一届、水旱轮作、互利间作"的耕作制度，采用"水田旱地化、旱地水利化、独立系统化"建园模式，运用"培育大苗、合理密植、高位定植"的种植技术和"独立排灌、大小套河"的灌溉技术，遵循"环境保育、生物防治、生态良性""树势为本、机肥为上"和"有限生草、健康栽培"的生态原则，坚持"生态互动"的调水方针，营造了良好根系环境，协调好了营养与根本的关系。

5.质量分级的新会柑皮

最新版的江门市地方标准"地理标志产品 新会陈皮"规定，在新会陈皮地理标志范围内栽培的茶枝柑的果皮经晒干或烘干，并在保护区域范围内贮存陈化三年以上称为新会陈皮。

按照不同时期的不同货色，柑皮按照不同质量分级，采用"三

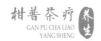

时""三式""三色""三级"和"三瓣"的分级标准。"三时"是指分农历立秋至寒露、寒露至小雪、小雪至小寒的三个不同采收时段；"三式"指柑青皮（青皮）、微红皮（二红皮）和大红皮（红皮）三种货式；"三色"指三种颜色；"三级"指有三个等级；"三瓣"指三瓣开皮。

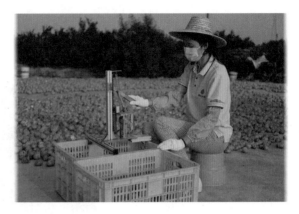

△三瓣开皮

分级采收与采后分级相结合，确保产品质量和货式一致。优采与疏采结合。从优采收和合理疏果相结合，确保果品同时力促树势平衡。

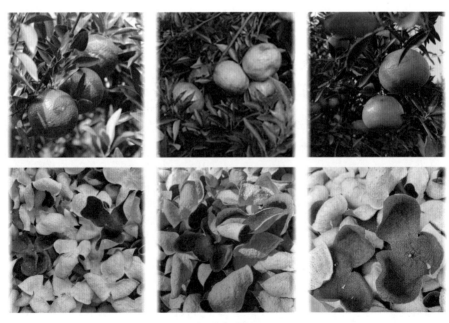

△三色分级

6.陈皮的"新会烙印"

新会历史悠久，是广东省历史文化名城。三国时期吴国就在这里置平夷县，即新会县地，也就是新会的前身。新会历史上名人辈出、文化发达、特产丰盛。在这样一个文化氛围中，新会陈皮的生产、销售、食用也就打上了"新会烙印"，形成其鲜明的质量特色，印证了"一方水土一方皮物，一方水土一方人"。

相传新会专门种柑取皮已有700多年的历史。由于新会陈皮具有很高的药用价值，又是传统的香料和调味佳品，所以向来享有盛誉，早在宋代就已成为南北贸易的"广货"之一。到明代，有新会商人利用运销葵扇之便，也将新会陈皮销往外省。清代乾隆、嘉庆年间，新会葵商在重庆、成都等地相继开设德隆、悦隆等9家"隆"字商号，主营葵扇又大量经销新会陈皮。清末光绪三十四年（1908）的《新会乡土志》记载，新会陈皮为当时主要物产之一。

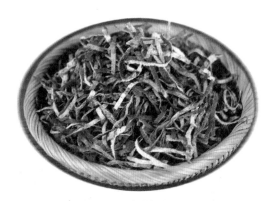

△陈皮切丝

几个世纪以来，新会陈皮飘香海外，闻名遐迩。新会被誉为"陈皮之乡"，和新会葵扇一样，新会陈皮一直被视为新会最有代表性的土特产之一，是广大华侨和游客的首选，陈皮也成了新会的代表。同时，新会陈皮淀积了新会自然和人文的核心价值和品牌文化，市场不但认定了"新会陈皮"或"新会特产"的包装，而且其认知度极高，许多人以其为宝，生活中不离不弃，形成一方独特的市场。

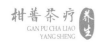
而近十几年来，新会柑、新会陈皮先后被列入"国家地理标志产品""国家原产地证明商标"，入选"广东省非物质文化遗产"名录；新会则荣获"中国陈皮之乡""中国陈皮道地药材产业之乡""中国陈皮研究中心""中国和药文化示范基地"等荣誉。

新会陈皮地理标志产品保护范围以广东省江门市新会区人民政府《关于建议划定新会陈皮地理标志产品保护范围的请示》（新府发〔2006〕8号)提出的范围为准，为广东省江门市新会区会城街道办、大泽镇、司前镇、罗坑镇、双水镇、崖门镇、沙堆镇、古井镇、三江镇、睦洲镇、大鳌镇等11个街道办事处、镇和围垦指挥部现辖行政区域。

新会人一直以来都有存柑皮的习惯和经验，每逢柑橘收获季节，都见"买柑晒皮"和小贩过街穿巷卖柑，但"只卖肉，不卖皮"，形成"家家开柑皮，果皮挂灶眉""柑黄秋高爽，果皮满禾塘"和"秋收谷金黄，柑皮煨咸汤"的独有景象。新会人往往将柑皮挂在灶尾受烟熏着，以防虫蛀发霉，且越陈越香，每家每户如是，早已成为地方传统，世代相传，历史久远。新会人惯用新会陈皮作为馈赠亲朋好友的上品，特别选择上好新会柑亲手制作，在向亲友说明"这是我自己晒的，很正宗"时，脸上露出快乐的笑容，俨然成为生活的一部分。

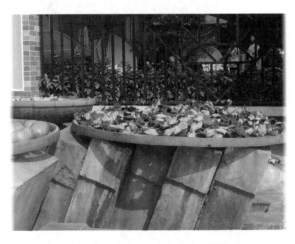

△广东新会，随处可见家家户户晒制陈皮

南方是温湿气候，长期湿重不散，易导致脾胃虚弱。脾胃乃后天之本，脾胃不振则百病丛生。经常食用陈皮可燥湿，对脾胃有很大好处，因此有"南陈皮、北辣椒"的说法。

7.药食同源的"新会陈皮"

许多食物既是食物也是药物，借助食物的营养成分，调整失调的生理功能，可以起到和药物一样的防治疾病的作用。

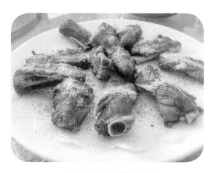

△广东新会陈皮排骨

陈皮气香，性温，味苦、辛，有理气调中、燥湿化痰的作用，是常用的药食同源的品种之一。

新会是著名的"陈皮之乡"，以美食为天的岭南人，把陈皮视为广东"三宝"之一，与新会陈皮朝夕相处，将陈皮运用到极致。外焦里嫩的陈皮排骨、香醇的陈皮老鸭汤、甜而不腻的陈皮绿豆沙，炖汤烧菜、蒸鱼做肉、制作甜品味料都离不开陈皮。陈皮久煎不易烂，甘香可口，齿颊留香，陈皮虽然不是主菜，却能令主角大放光彩，不但增加了食物的香味，还起到食疗养生的作用。

8.源远流长的陈皮茶饮

新会陈皮同时具备茶的要素，甘、香、醇、甜，滋味独特，适口性好，可作茶饮。泡饮新会陈皮茶不是创举，因为明清时期就已兴起泡饮"橘茶"，其可谓源远流长。饮茶是人们与大自然互动的行为，是保健养生重要的途径之一，人们称为"茶疗"。清代，新会良溪乡（今属蓬江区棠下镇）罗天池创造了"柑普茶"，今天已成为有名的养生保健饮品。

新会陈皮茶分原皮茶和混合茶两种。原皮茶（原皮茶又分青皮茶

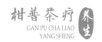

和红皮茶）以单纯新会陈皮直接泡煮，原汁原味；混合茶以茶叶或其他适配茶料配合新会陈皮泡煮，味道独特。两款茶式各有千秋，各具韵味。尤以原皮茶更具特色，更有代表性。

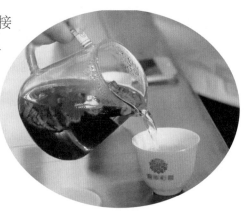

△陈皮泡茶法

煮茶三泡，各有不同：一泡味，二泡色，三泡色香味；一泡劲，二泡醇，三泡和。

新会陈皮茶艺分泡茶法、煮茶法和兑茶法三种。

泡茶法：即用滚沸开水洗、泡新会陈皮的方法，既适合混合茶，也适合原皮茶。

煮茶法：即将新会陈皮放在冷水中直接煮沸的方法，更适合原皮茶。

兑茶法：即分别泡好上等普洱茶或其他茶类，煮好新会陈皮茶，根据个人口味将陈皮茶适量倒入茶中调兑。

三种茶艺各具特色，各有茶道。尤以煮茶法更能体现新会陈皮的独特神韵。正所谓"一煮闲心起，三泡韵味至"。而兑茶法更是能体验"调和养性情，沏茶品大道"的乐趣。

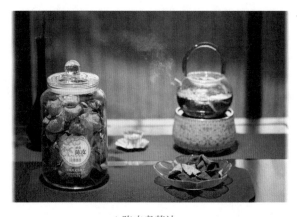

△陈皮煮茶法

品新会陈皮茶除要讲究传统茶道的"和、静、真"外，要真正体验新会陈皮茶的神韵，得讲求心与境融合，天与人和谐的境界。

新会陈皮茶应热泡凉饮，慢泡细品，体验意味悠长、清雅脱俗的美妙。品新会陈皮茶犹如品味人生，厚积岁月，陈造品味。

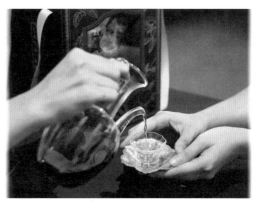

△品新会陈皮茶

第二节

"灵气汇聚"的柑皮核心产区

相传新会茶坑村是灵气汇聚的地方，凡能眺望到茶坑凤山熊子塔（又称凌云塔）的地方，都能产出质量上乘的新会柑皮。

新会本地把柑果产区划分为一线、二线、三线等3个产区。

一线产区：天马村、茶坑村、梅江村、东甲村、西甲村、南坦岛、七堡镇。

二线产区：三江镇（深吕、官田、联和）、小冈镇、双水镇。

三线产区：古井、大泽及司前。

第一产区也叫核心产区，是指以新会熊子塔为中心画圆，直径约2km的范围，处咸水和淡水交界，两岸为珠江三角洲冲积平原，土地肥沃，有机质丰富，灌溉用水是海水成分和淡水混合的特殊水质，加上三山环抱的天然屏障，使该产区新会柑的品质是其他产区无可比拟的。此区的柑果总体柑香突出、柑油含量高、营养价值高，是传统高端陈皮和高端柑普茶的产区。

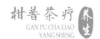
　　茶坑村是中国近代著名的革命家、文学家梁启超的故居所在地。700多年前，茶坑人已大量种植新会柑，并经营新会陈皮，相传凡是能眺望到熊子塔的地方都出产上乘的新会柑，其新会柑核心产区的地标——熊子塔就在茶坑，名正言顺的核心中的核心。茶坑村还是中国十大最美乡村之一，熊子塔下依山傍水，人杰地灵，自然生态资源极其丰富。

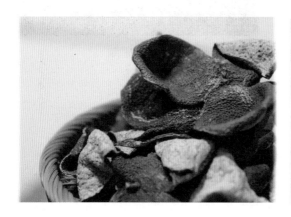

◁茶坑陈皮（2017年）

　　表面橙红色或棕红色，显皱缩，对光透视油室点清晰明显。内面白色，较光洁。质较韧，片张较薄。气清香，味微辛，不甚苦

　　梅江村是新会茶枝柑的著名产区，素有"柑之乡"的称誉。梅江出产的柑果光泽亮、口感清爽，当中又以塞口围种植的茶枝柑尤为著名，其果皮油亮且厚实，有特殊的浓郁果木芳香。

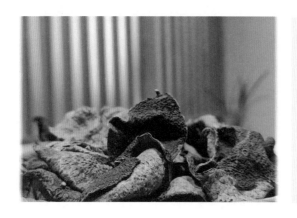

◁梅江陈皮（1999年）

　　表面显皱缩，对光透视油室点清晰明显，质柔而韧，内面白色，略呈海绵状。气清香而纯，久煎不易溶烂

东甲村是历史上著名的新会柑种植基地，也是传统的圈枝柑产区，清代时新会柑作为岭南佳果，曾被朝廷指定为贡品，素有"东甲陈皮誉新会，百年陈皮胜黄金"之称。

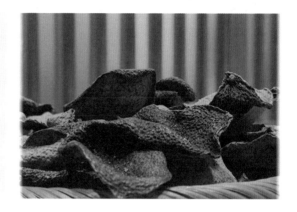

东甲陈皮（2009年）▷

表面显皱缩，对光透视油室点清晰明显平均。内面白色，略呈海绵状。质柔而韧，片张断面不齐。气清香而纯，味微辛，不甚苦。久煎不易溶烂

西甲村毗邻东甲村和会城主城区，西甲村历史上也是著名新会柑橘种植基地，气候水土与东甲村相同，产出柑的品质一样，质量上乘。但随着城镇化进程的快速推进，西甲村目前种植新会柑的数量非常少。

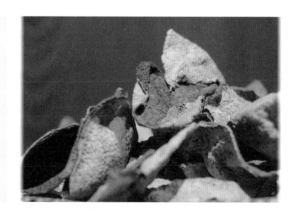

西甲陈皮（1989年）▷

表皮多向外反卷，对光透视油室点清晰明显，质柔而韧，皮薄，内表类白色，气清香，味微辛，不甚苦

天马村被评为广东省最美的生态乡村之一，著名作家巴金先生笔下的《鸟的天堂》原型即来源于此，更显天马村生态环境的得天独厚。

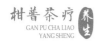

天马村的柑园相对其他核心产地种植地相对较多，主要围绕小鸟天堂周边，占尽地利优势，气温、土壤适宜。

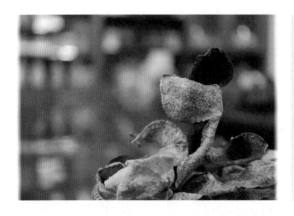

◁天马陈皮（2016年）

表面橙红色或棕红色，显皱缩，对光透视油室点清晰明显。内面白色，质较韧，片张断面不齐。气清香而纯，味微辛，不甚苦

旧时曾有报道："岭南柑橘以产于新会为正品，东甲为多，南坦为佳。"当时南坦岛出产的狗脑柑，名声显赫。狗脑柑个大、蒂小、形扁、脐凹、皮薄、肉甜，油室饱满，果香清甜四溢。

"东甲路，南坦渡"，当时的交通极为不便，要想买到好的新会柑必须要走崎岖的"东甲路"或过险要的"南坦渡"，导致不少外地商家对南坦柑望而却步，转而求购其他产区的柑果。现今，因为交通的极大方便，南坦陈皮也被认为是陈皮的核心产区之一。

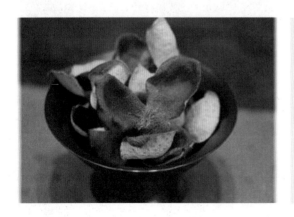

◁南坦陈皮（2019年）

表面红棕色或黄棕色，对光透视油室点清晰明显。内面白色，片张相对薄身，气清香，味微辛，不甚苦

新会柑的繁衍：圈枝和驳枝

新会陈皮母种——茶枝柑，是从野生品种驯化而来的。茶枝柑是芸香科柑橘属柑橘的栽培品种，主产于我国广东（新会、四会）。茶枝柑喜温暖湿润气候，怕霜冻，适宜土层深厚、疏松、透气性和排水良好、富含有机质的土壤。

在过去的上百年间，茶枝柑的繁殖都是通过圈枝的技术来进行的。

圈枝是选母树上生长旺盛、挂果率高的枝条进行圈枝移植，即用小刀环树枝一圈切皮，包上泥巴、禾草等促根介质，让切过表皮的地方生根，当根须生长到一定程度后再修枝，连根移植到地上。这种方式移植生长的树结出来的果就是圈枝柑。

▽新会陈皮核心产区的土壤

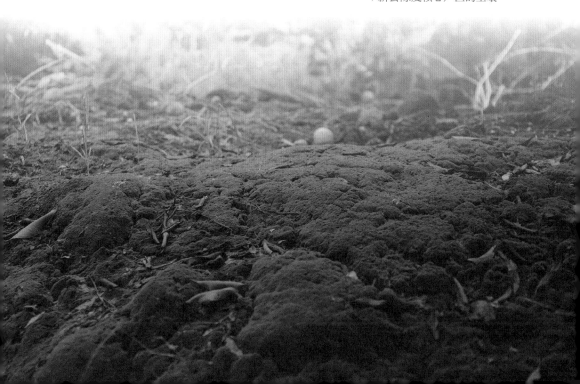

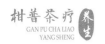

因为是在母树上"圈枝",故此也称作"原枝"。圈枝柑是最正宗的茶枝柑,是茶枝柑中"血统纯正"的品种,最能传承正宗新会茶枝柑的基因。圈枝柑果实偏小,果皮较薄,油包清晰密集,分布均匀,柑香浓郁,挥发油含量高,是制作陈皮和柑普茶的最好原材料。

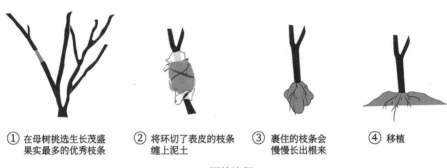

① 在母树挑选生长茂盛
果实最多的优秀枝条

② 将环切了表皮的枝条
缠上泥土

③ 裹住的枝条会
慢慢长出根来

④ 移植

△圈枝流程

驳枝又称嫁接,在20世纪70年代,农业技术人员通过研究发现,茶枝柑嫁接亲和性良好,可以通过柠檬等其他苗木为砧木通过嫁接方法培育种苗。嫁接方式有多种,一般采用红柠檬作为砧木,在母树上剪取穗,然后将柑树的穗接到红柠檬砧木上完成接穗工作,通过这种方式繁殖茶枝柑种苗的方法简称驳枝。

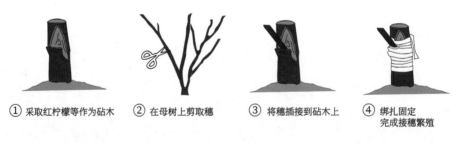

① 采取红柠檬等为砧木

② 在母树上剪取穗

③ 将穗插接到砧木上

④ 绑扎固定
完成接穗繁殖

△驳枝流程

驳枝柑树头有接驳的痕迹,如柠檬头接驳,轻刮显白色。

圈枝种植新会柑,相对于现在一般的驳枝柑,种植和管理难度都很大。如其的根部是"鸡爪根",有些空心、比较弱,管理时要勤淋

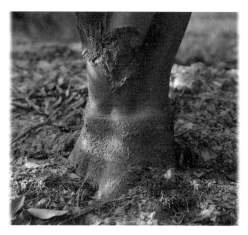
△驳枝柑的接驳痕迹

薄施，更要注意防洪防浸，因为一旦根部受浸，柑树就会坏掉。不仅如此，其产量也比驳枝柑要少很多。头两年圈枝柑一般不能长果，否则会影响果树生长，到了10年左右，果树就要被更新淘汰。

20世纪80年代，由于黄龙病的原因，传统"圈枝"的土地已经很少了，以"圈枝柑"制作的新会陈皮和柑普茶也非常少，收藏价值甚高。

新会陈皮炮制

一片小小的柑皮，经过人工的雕琢，阳光的轻抚，时间的加持，褪去最初的青涩果味，镀上时光的陈香之后，才可谓之"陈皮"。陈皮的制作，需要采收、开皮、翻皮、干皮、陈化等数道工序。

1.采收

三月柑花开，四月柑花渐落，胎果初露，七月到十二月，是柑果收成的季节。"破损的果不采，阴雨天不采"，按照先熟先采、分期采收的原则，新会人主要把柑皮分为柑青皮（青皮）、微红皮（黄皮）和大红皮（红皮）在不同阶段采收，并在冬至前完成柑果的"清围"工作。

这是世代相传的习俗，也是遵循自然规律的做法。

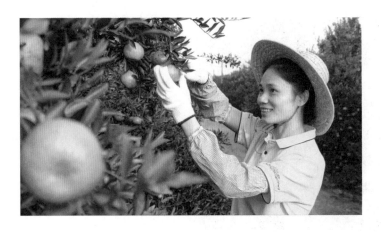

▷ 采收

一方面，冬至之后，天气容易变化，影响柑皮晒制质量，导致后期容易变质；另一方面，冬至后柑树进入休养生息阶段，如果过迟摘果会推迟整个生长周期，影响来年的柑树生长。

2.开皮

新会柑开皮，一般采用"正三刀法"或"对称二刀法"。"正三刀法"是果蒂朝下，从果顶向果蒂纵划三刀，留果蒂部相连，正三瓣剥开。"对称二刀法"是果蒂朝上，从果肩两边对称反向弧划两刀，留果顶部相连，三瓣剥开。

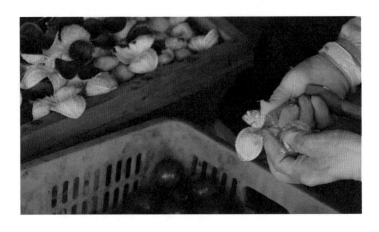

▷ 开皮

3.翻皮

选择晴朗天气，将已开好的鲜果皮置于当风、当阳处，使其自然失水萎蔫，质地变软后翻皮，使橘白向外。

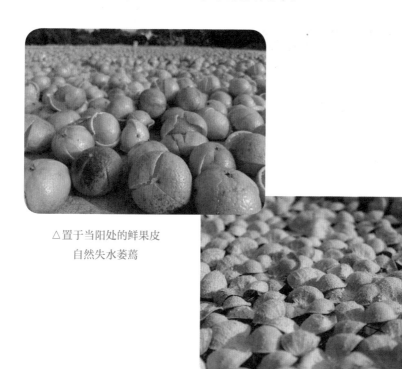

△置于当阳处的鲜果皮
自然失水萎蔫

△翻皮

4.干皮

新会柑传统干皮工艺是选择晴朗、干燥天气，将已翻好的果皮置于专用晒皮容器或晒场内自然晾晒干；现代干燥工艺一般是将翻好的果皮置于干皮专用容器，在低温烘房内（最高温度不超过45℃）烘干。

陈皮的干燥方式是影响多甲氧基黄酮、橙皮苷等陈皮有效成分的重要因素。多甲氧基黄酮是具有抗癌、抗炎、抗氧化、抗动脉粥样硬化、抗过敏作用的一类活性物质。在陈皮干燥过程中，多甲氧基黄酮会发生羟基化，羟基化后的多甲氧基黄酮更具有生理活性。日晒干燥过程中，多甲氧基黄酮羟基化率最高。

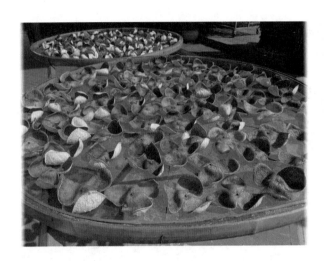

◁干皮

5.陈化

用透气性好，无异味和污染的材料包装；在地势较高、自然通风、干燥的地方，离地、离墙、离顶存放；在保护范围内自然条件下陈放三年以上。

在所有工艺中，干皮和陈化是保证陈皮质量的关键。

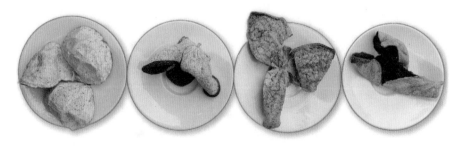

△梅江陈皮陈化（从左到右依次为2020年、2015年、2010年、1999年陈皮）

陈皮陈放的目的主要是缓和燥性。中医学认为其"陈则烈气均消，无燥散之患"，陈皮陈放可降其挥发油的含量，缓和燥性。陈皮的主要功效是理气健脾、燥湿化痰。《中国药典》（2020版）以橙皮苷含量为判定陈皮质量优劣的指标。

橙皮苷的含量在陈化期间较稳定，而挥发油、多甲氧基黄酮类和生物碱均有含量变化。

在陈皮陈化过程中，陈皮本身所带微生物促进了药效活性成分的积累。黄曲霉为不同批次陈皮的差异生长真菌，且为优势菌，可以同时产生多种葡萄糖酶、纤维素酶、脂肪酶、葡糖氧化酶等酶，这些酶可以促进陈皮中黄酮及其挥发油类物质变化。并且黑曲霉菌株具有较强的抑制黄曲霉生长的能力，同时对黄曲霉毒素具有降解的作用。

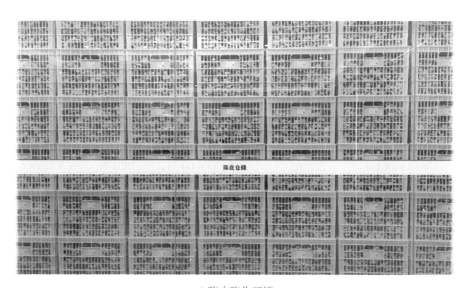

陈皮仓储

△陈皮陈化环境

陈皮在久贮陈化的过程中，受到仓库中的黑曲霉的侵染，其代谢活动不仅导致了陈皮中黄酮及挥发油类物质的积累，同时还抑制了黄曲霉真菌的生长，降解了黄曲霉毒素，达到了增效减毒的效果。

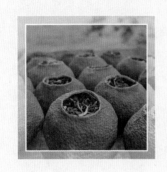

第三章
普洱茶

洗尽炎州草木烟，制成贡茗味芳鲜。

筼笼蜡纸封初启，凤饼龙团样并圆。

赐出俨分瓯面月，瀹时先试道旁泉。

侍臣岂有相如渴，长是身依瀁露边。

——查慎行《谢赐赠普洱茶》

泪泪流淌的澜沧江水和云南大地交融后，缔造了与可可、咖啡相并列的世界第三大无酒精饮料——茶。几百万年前，野生茶树就已经在澜沧江中下游茁壮生长，生活在此地的"濮人"发现并驯化了这些茶树。从云南省大理白族自治州、保山市到临沧市、普洱市、西双版纳傣族自治州，这一绵延数百公里的区域既是世界茶树的原产地，也是普洱茶的主产区，而这其中以树龄百年的乔木树叶制作的普洱茶最为珍贵，是少数人才能享用到的茶中奢侈品。

根据国家标准《地理标志产品 普洱茶》（GB/T22111-2008），普洱茶是以地理标志保护范围内的云南大叶种晒青茶为原料，并且在地理标志保护范围内采用特定的加工工艺制成，具有独特品质特征的茶叶，按其加工工艺及品质特征，分为生普和熟普两种类型。

高山云雾多出好茶

普洱茶是根据古代云南境内著名的普洱茶交易集散地命名的，并带有较强的地域性和独特的生产工艺，再经过中华茶文化的洗礼、演变与发展而形成。

俗话说"一方水土养一方人"，高山环境中的普洱茶茶树，受高山特有的自然气候条件、生态环境等因素影响，形成了独特的内含物质，其茶叶鲜叶品质优良，再加上成熟的制茶技术，最终成就了普洱茶的高品质特性。

1. 丰富的茶树品种资源

云南是世界茶树的原产地，由于悠久的茶树种植历史，这里生长着许多野生大茶树和栽培大茶树，使云南保存了丰富的茶树种质资源，为孕育优良茶树品种提供了丰富的基础材料。

普洱茶是以云南大叶种晒青茶为原料加工而成的茶，这些大叶种都是由野生树种驯化而来，树种本身就颇具野性，内含物质比较丰富。

好山好水出好茶。云南大叶种茶相对高大粗壮，叶片较大，生长在植物王国独特的生态环境中，保持了茶叶最稳定的性状。由于茶树密度稀，透光透气好，病虫害较少，所以茶树营养吸收好；同时，地表接受日光照射较多，茶叶多酚类物质积累丰富，儿茶素、维生素、氨基酸及芳香物质等含量明显增加。

正是这些丰富的内含物质，对形成普洱茶汤色明亮，滋味甘、

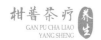

滑、醇厚及独特香气——陈香的品质特征极为关键，为云南普洱茶的加工生产打下了良好的基础和提供了丰富的优质原料。

2.独特的生长环境

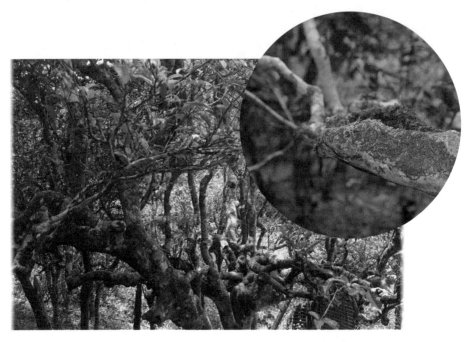

△野生古茶树

普洱茶茶树大多生长于澜沧江两岸的温凉、湿热地区，这里常年云雾缭绕，气候温暖湿润，光照充足，热量丰富，四季如春。充足的日光利于碳素的代谢，促进了茶叶中多酚类物质的积累。

云南普洱茶茶区基本上处于滇中以南的海拔在1000~2000m的高山地带，正是"高山云雾出好茶"的理想之地。

多数茶区生态环境保持着最原始的风貌，为茶树生长提供了得天独厚的条件，孕育出许多树龄过百的古茶树。这也为普洱茶品质的形成奠定了基础，形成了普洱茶独特的口感。

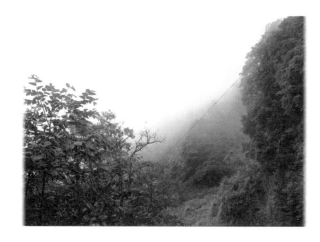

◁『高山云雾出好茶』的理想之地

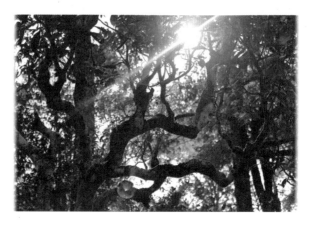

◁云南茶区光照丰富

3. 微酸的有机土壤

大叶种茶树属于酸性植物，对土壤酸碱度比较敏感。茶树生长最喜欢温热潮湿的气候和酸性土壤，而云南茶山正好处在这样一个大环境之中。

云南主产区土壤绝大多数为花岗岩、片麻岩、紫色砂岩、变质岩等风化的母质，在亚热带植物气候条件下形成的呈酸性的赤红壤、红壤、黄壤、黄棕壤，土层深厚肥沃，通透性好，松黏得宜，有机质含量高，矿物质营养全面。

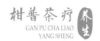

这种极佳的自然条件决定了云南是中国潜在的最大最优良的产茶区。云南境内茶树四季生长，四季产茶，每季均有新茶上市，这在全国也是独一无二的。

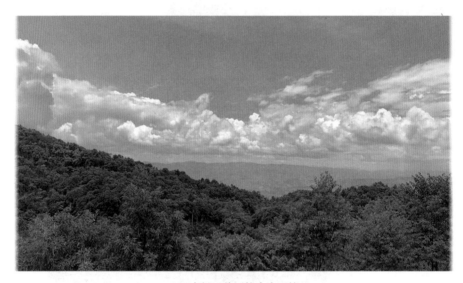

△云南得天独厚的生态环境

4."后发酵"的加工工艺

新生产出来的很多普洱茶品质一般，个别的新茶甚至难于入口。但随着时间的推移，即普洱茶通常称作的"陈化过程"，其茶叶品质逐渐向好的方向转变。

普洱茶产品并不是人们有意使之形成的，而是在特定的地理、气候和运输过程中形成的历史产物。历史上的普洱茶，其实是以云南大叶种茶的鲜叶经过杀青、揉捻、晒干而制成的"晒青茶"，这种传统制作方法赋予了云南大叶种晒青毛茶广阔的发展空间。

当时，由于云南交通不便，使得在产茶地加工的晒青毛茶运到当时的茶叶集散地——"普洱"销售需要一定的时间，并且晒青毛茶本身的含水量相对其他绿茶较高，这样，茶叶运到集散地时已经完成了一个轻度的后发酵的过程。可以说，晒青茶的传统工艺和云南特殊的地理环境及交通状况决定了普洱茶的身世。

现在的普洱生茶是将晒青毛茶压饼后自然存放，为了满足市场对普洱熟茶的需求，也可通过人工后发酵而得，在普洱茶后发酵过程中，需要在特定的温湿条件及微生物参与下完成，因此，这种特殊的加工工艺为云南普洱茶所独有。

普洱茶的六大产区

云南作为世界茶树的发源地，虽在唐代以前没有明确的文字记载，但现存于普洱茶产区内众多成百上千年的栽培型、过渡型古茶树，却是最有力的证明。

云南茶最早出现在唐人樊绰于唐咸通三年（862）撰写的《蛮书》中，其曰："茶，出银生城界诸山，散收，无采造法。蒙舍蛮以椒、姜、桂和烹而饮之。"银生城即今云南景东县城，管辖范围包含今普洱市、西双版纳全境、临沧市、大理州部分地域等。

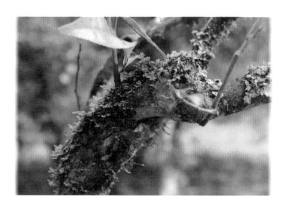

△云南茶产区

古人云"普洱茶名遍天下"。普洱茶作为云南茶叶中的名茶之一，对振兴云茶、发展区域经济作出了很大的贡献。普洱茶的核心

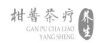

产区是围绕着澜沧江及北回归线展开的。澜沧江作为高海拔河流，常年的水气滋养，使得流域周边形成了普洱茶生长所需的独特优质生态环境。普洱茶别名滇青茶，主要产于云南省西双版纳、普洱、临沧等地。

1. 西双版纳产区

西双版纳是普洱茶的发源地，具有悠久的茶文化历史。早在唐代，西双版纳的普洱茶就开始有贸易往来，远赴西藏，并一直延续至今。西双版纳地理位置优越，土壤丰厚，日照充足，具备充足的雨水和适宜的温度，这些都是茶叶得以种植的有利条件，西双版纳景洪市的茶园高达几十万亩。

2. 普洱产区（思茅产区）

普洱因茶得名，茶因普洱得兴。

据史书记载，普洱自古便是普洱茶的产地和集散地，是"茶马古道"的必经站点，清王朝也曾在此设立"普洱府"。普洱市原名思茅市，因普洱茶的历史渊源，于2007年更名，而后名声大噪。

普洱茶区是六大产区中面积最大的产区，位于云南省西南部，拥有天然的山脉作为气候屏障。普洱市政府对茶叶十分重视，每年都会举办各种与茶有关的活动。普洱茶区的茶山远近闻名，其中以营盘山、西双版纳与普洱交界处的大渡岗茶叶产量最多。除此之外，还有各种各样的现代茶园和古茶园，这些茶园中的茶有相当一部分都可以作为普洱茶的生产原料。

普洱森林覆盖率高达68%，号称"海绿明珠"，拥有众多的普洱茶珍贵树种。但是在过去的几十年中，普洱主要以种植滇绿茶为主。

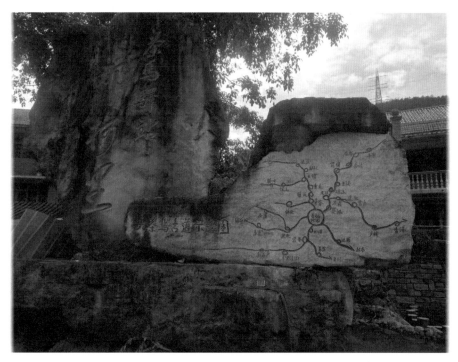

△那克里茶马古道

3.临沧产区

临沧是普洱茶的多元宝库。临沧产区是云南省产茶量最高的地方，一直以来，临沧都以生产普洱晒青茶原料为主，站在茶产业链的基础线上将原料供应至云南各大茶厂。临沧种茶历史悠久，其中凤庆县以盛产滇红茶闻名，被称为"世界滇红之乡"。

在临沧茶区中，勐库、邦东等出产的青茶最有名。临沧各茶区的茶叶味道差异较大，有的茶味苦涩，有的味道甘甜。作为"天下第一仓"的临沧茶区，以普洱茶为代表的茶叶真正为其增光添彩。

4.德宏产区

德宏茶区与缅甸相连，其气候特点亦十分适合种植茶叶。德宏茶

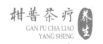

区最初产的是绿茶，其回龙茶也十分具有代表性。随着普洱茶的兴盛，近几年来，德宏茶区的普洱茶产量日益增多。德宏茶区的芒市中山的古茶园，品质和味道都十分独特，使得德宏茶区具有鲜明的特点。

5.保山产区

保山茶区与著名的怒江、澜沧江均有交汇，在所有滇西南茶区中，位于最北部，而且海拔高，位于怒山和高黎贡山南。此地除了生产普洱茶，还有滇青茶、滇红茶。

6.大理茶区

大理与临沧和普洱南北相望，受到地理位置的影响，其最南部是茶叶的集中生产区。大理专注于普洱茶的生产和研发，是普洱茶重要的生产地，同时普洱茶也使得大理名声远扬。大理茶区是六大产区中产量偏低的区域，但由于在紧压茶的加工方面占据最重要的位置，因此同样备受关注。

普洱茶的名山头

"红酒论酒庄，普洱讲山头"，云南普洱茶由于地理环境的不同，所产茶叶的口感滋味也不同，从历史上的茶马古道开始便以山头的名称来界定特定口感的普洱茶。

1.班章村

老班章位于勐海县东南部，距离勐海县城约60km，老班章村一年只分旱、雨两季，雨季雨量充沛。老班章村属于亚热带高原季风气候带，冬无严寒，夏无酷暑，雨量充沛，土地肥沃，有利于茶树的生长和养分积累。因村里原生态植被多样性保存完好，土壤有机质丰富，老班章的普洱茶其气刚烈、厚重醇香、霸气十足，为普洱茶中极品。

▷ 老班章茶王树

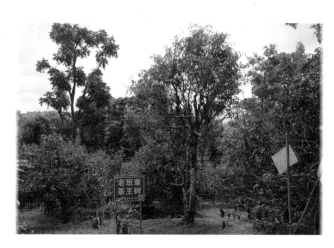

▷ 老班章茶皇后

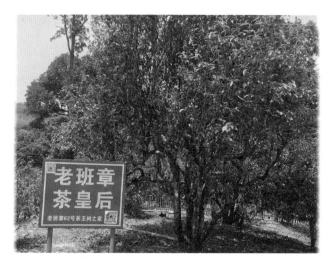

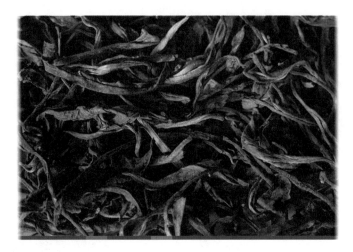

▷ 老班章普洱茶

2.冰岛村

冰岛村是临沧著名的古代产茶村，以盛产冰岛大叶种茶而闻名。

冰岛茶芽毫多，芽叶肥厚壮实，生茶富有光泽，香气纯正。冰岛茶回甘效果持久，汤色鲜亮，叶底柔软、匀称，相比茶霸"老班章"甜味更加浓厚、细腻，因此受很多女士偏爱。冰岛茶茶汤色匀鲜亮、浓厚如油，味道变化多端、唇齿留香，饮毕茶杯内蜜香浓厚，久久不能散去。

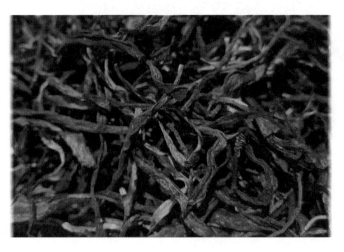

◁ 冰岛普洱茶

3. 易武山

易武茶山位于云南西双版纳傣族自治州东部，历史上因出产清代皇帝饮用贡茶而闻名于世，其茶以味醇厚甘甜、回味悠久、温润柔雅、蜜香回甘著称。

从清代康熙开始的七十年间，易武茶作为进献皇室的贡茶，因价等黄金而成为茶人心中的珍品。西双版纳勐腊县易武乡是著名的普洱茶"古六大茶山"之一，茶树栽培历史悠久，茶叶品质优良，普洱茶的起点就在易武。悠久的古树茶种植历史奠定了易武产区丰富的种植经验。易武也曾作为普洱茶的交易和集散中心名盛一时，当时的茶叶经由马帮销往全国各地，史称"茶马古道"。行走其间，处处都彰显着跌宕历史带来的厚重感，那是数不尽的繁华，望不穿的厚重。

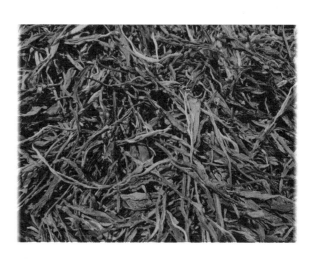

▷ 易武普洱茶

4. 布朗山

布朗山位于西双版纳勐海县的境内，靠近中缅边境，是著名的普洱茶产区，也是古茶园保留最多的地区之一，其所产普洱茶品质较为出众，是

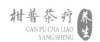

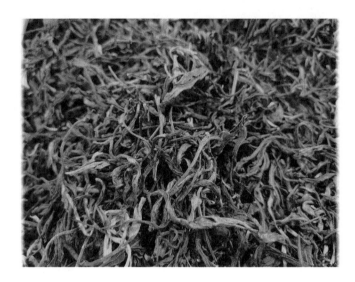

◁布朗普洱茶

优质普洱茶主要产区之一，也是现今古茶园保留得最多的地区之一。

百濮族是世界上最早种植、制作、饮用茶叶的民族，是世界茶文化源头。如今的布朗族正是百濮族后裔，所以承袭于百濮族的布朗族，也被认为是如今历史上有据可考种植、制作、饮用茶叶最久远的民族之一。

布朗山茶以汤色明亮，滋味浓烈厚重，口感苦涩味较重、回甘快、生津强，香气充实丰富，细品以梅子香、花蜜香、兰香著称。

5.景迈山

普洱景迈山位于我国西南边陲，东邻西双版纳勐海县，西邻缅甸，是西双版纳、普洱与缅甸的交界处。

景迈山千年万亩古茶园是人类最早开发利用茶叶的"茶树自然博物馆"，是目前世界上保存最好的人工栽培型古茶园，是中国茶文化起源、发展与传播的重要见证。

由于青藏高原和横断山脉阻挡了来自北方的寒冷气流，景迈山所处的中国西南山地的山茶科植物在第四纪冰川中得以幸存，成为世界栽培型茶树起源。

公元9~10世纪，布朗族先民在迁徙途中发现野生茶树，于是他们在景迈山定居，在寨子周围的森林中驯化、种植茶树，并与傣族等世居民族一起，守护茶山，建设家园，代代相传而形成了如今林茶互生、人地共荣的古茶林文化景观。

2021年2月，景迈山古茶林文化景观已被国务院批准为中国2022年正式申报世界文化遗产项目，申遗相关文本已经送交联合国

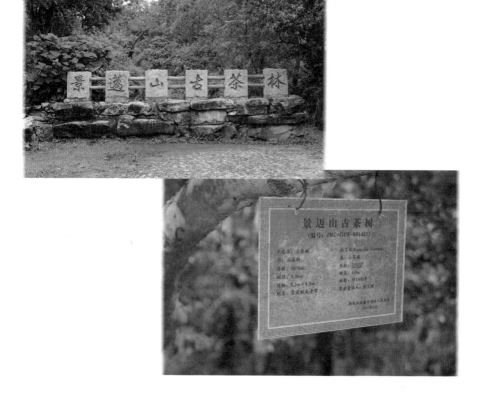

△景迈山千年古茶树

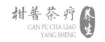

教科文组织。

景迈茶在云南各大名茶中被誉为"大家闺秀"，茶迷口中的圣品，晒青绿茶芽叶粗壮，口感甜润，微苦微涩，苦涩感在口腔内停留时间很短，也就几秒钟，随后回甘强劲。

6.南糯山

南糯为傣语，意为"产美味笋酱的地方"。

南糯山平均海拔1400m，山高谷深，植被茂密，非常适宜大叶种茶树生长，常处于云雾笼罩之中，茶叶品质极佳，自古至今是澜沧江下游流域西岸著名的古茶山、优质普洱茶的重要原料产地。

南糯山更是澜沧江下游南岸具有1000多年悠久历史的古老茶山，它位于勐海县和景洪市之间，是两地的气候分水岭，独特的气候资源和地形造就了独特的"南糯味"。

南糯山茶条索较长较紧结，茶汤色金黄、明亮；汤质较饱满；苦弱回甘较快且持久，涩味持续时间比苦长，生津；香气高雅，带有花香和蜜香，山野气韵较好。

"陈化生香"的普洱茶

质量正常的普洱茶，在良好的仓储环境与陈化处理条件下，在一定时期内，随着时间的延长，综合品质得到优化提升，实现增值。"陈化生香"效应体现在以下几方面：滋味变得甜润、生津、饱口不刺激；香气变得优雅醇正；汤色变得更加明亮等。

1.生熟普洱茶的区别

过去的普洱茶，是指以"六大茶山"的大叶种茶为原料制成的青毛茶，以及由青毛茶压制成各种规格的紧压茶，如普洱方茶、普洱沱茶、七子饼茶、藏销紧压茶、圆茶、竹筒茶、拼装散茶等。

普洱茶是以原产于云南澜沧江流域中游一带的思茅（现普洱）、西双版纳、临沧等地的经过阳光干燥的大叶乔木晒青毛茶（不做烘干处理）为原料，经过加工生产出来的茶品的统称。普洱茶分生茶、熟茶，按照严格的加工工艺规定制作。熟茶必须三年才能出仓，生茶则要五年才能出仓销售。

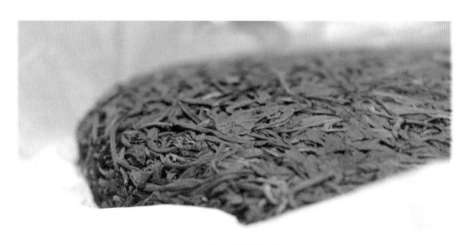

△陈化生香的普洱茶

普洱生茶是指以云南大叶种芽茶为原料，经杀青、揉捻、晒干等工序制成的各种嫩度的晒青毛茶。普洱生茶的茶性较烈、较刺激，新制成的或陈放不久的普洱生茶有强烈的苦味、涩味，其汤色较浅或呈黄绿色。普洱熟茶是指以云南大叶种芽茶为原料，经杀青、揉捻、晒干等工序制成的各种嫩度晒青毛茶，再经渥堆发酵技术而陈

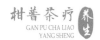

化的茶。普洱熟茶茶性温和醇厚，茶香浓郁，茶水丝滑柔顺，更适合一般人的口味。

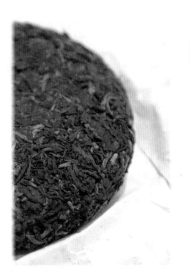

◁普洱熟茶

2.普洱茶的"陈化生香"

普洱熟茶整个的发酵流程主要包括以下几个方面：采集云南大叶种茶树鲜叶，杀青处理之后，晒干或干燥处理；然后制备成晒青毛茶，分散处理；之后挑拣配饼，蒸压成型，仓储陈化，最终形成发酵的普洱茶。在普洱茶整个发酵过程中，渥堆工艺关乎普洱茶的品质，是其中一项十分重要的关键工序。合理的湿度、温度和空气含量，是确保制成优质普洱茶的关键。

普洱茶在渥堆发酵过程中，形成了非常复杂的物质基础，除含有多酚类、儿茶素类、黄烷双醇、黄酮类、酚酸类、茶色素类和皂苷类成分外，还含有多种生物碱、维生素、矿物质、氨基酸和有机酸类化合物。普洱熟茶渥堆过程中的微生物主要由曲霉属、根霉属、青霉属和木霉属构成。

其中，曲霉属尤其是黑曲霉是普洱茶渥堆过程中的优势菌种，普洱茶加工中优势菌的产生是由于在堆积发酵过程中水分逐步蒸发减少，酸度增加，营造了微生物活动良好的环境。普洱茶的品质形成机理是糖类物质、脂质、蛋白质以及核酸等在微生物的作用下被降解，多酚类物质因细胞壁被破坏而发生氧化聚合反应，而咖啡因在整个发酵过程中相对稳定，发酵过程中干物质的损失还会导致咖啡因的含量增加。

在正常的渥堆工序和多年的贮藏过程中，普洱茶的饮用安全性不仅没有降低，而且还有提高的迹象。经过较长时间陈化处理的普洱茶，有着"陈化生香"的特点。陈化生香并不是指陈化中普洱茶香气绝对量的增加，而是指香型变得更加幽雅柔和，丰满而不妖艳；滋味变得更滑口生津，回甘加强，饱口而不刺激；汤色更加明亮，色度加深。

"陈化生香"是普洱茶最重要的本质特征，良好环境下的普洱茶长期贮藏，卫生品质才能得到保证。陈化加工不是随心所欲地将普洱茶听之任之收藏摆放，而是要通过良好的技术和条件贮藏，是普洱茶加工的重要工序。

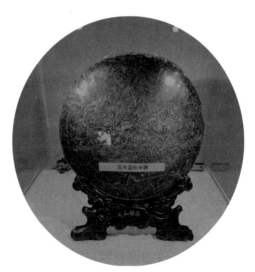

△百年蓝标宋聘号

普洱茶随着储存时间的延长，茶叶中的多酚类自动氧化加深，其含量降低，茶叶中的茶红素随着储存时间延长增加，黄酮糖苷含量降低。

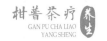

在陈化过程中，普洱茶中的茶多酚大量减少，从而使得茶汤变得苦涩味降低，改变了原来的物质配比；普洱茶中的一些主要物质发生了氧化聚合反应后又生成了一些新的物质，如茶褐素、茶多糖重组，使得茶汤变得透亮、醇厚滑爽；芳香类物质经过转化变得沉香浓厚。显而易见，茶多酚几乎殆尽，而茶褐素的生成与增加是普洱陈茶的主要价值。

云南大叶种晒青毛茶中含有500多种物质，其中茶多酚所占比例40%，是茶汤主要的滋味来源和经久耐泡的原因。而醇类、酮类、酯类等物质构成和配比，是普洱茶独特香气的重要来源。

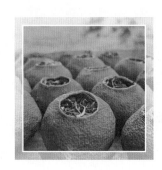

第四章
柑普茶

柑普茶，顾名思义，就是柑皮和普洱茶结合的一种饮品。市面上常见的柑普茶就是将新鲜新会柑果肉掏空，填入普洱茶，盖上揭掉的柑皮盖子，经过干燥、陈化等工艺加工而成的一种茶。

柑普茶滋味独特，茶性温和甘醇，老少皆宜，具有疏肝润肺、健脾、消积化滞、解酒、减肥降脂、抗氧化等功效，深受消费者喜爱。

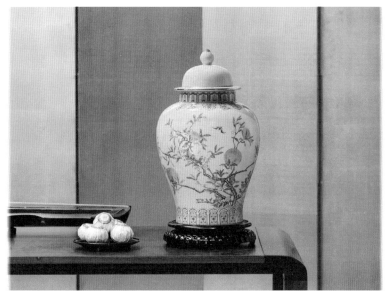

△柑普茶（大红柑）

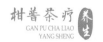

2015年6月，柑普茶制作技艺入选江门市第五批市级非物质文化遗产名录。当年9月，又在广东省第六批省级"非物质文化遗产"代表性项目名单上公示提名。

柑普茶衍生出的小众品类，如小青柑普洱茶，可谓美名远扬，而二黄柑普洱茶（又称二红柑普洱茶）、大红柑普洱茶等，也有不少厂家前赴后继地研究生产，这也从侧面认证了新会陈皮的独特魅力以及在大众心中被认可的程度。

有生命的柑普茶

一颗柑普茶，从柑到柑普茶果需要二三十道不同的制作工序，其中包含摘果、洗果、干燥、切帽、取肉、晾晒、入茶、干燥等。选用茶底和柑皮的品质固然非常重要，但成品柑普茶的成效以及口感如何，还得看最后干燥的"火候"：火候的高低、时间的长短也影响着柑普茶的口感及质量。

柑普茶入口甘醇、香甜，其独特的花香味和陈香味，是它经历了洗礼，长期吸附了柑皮的果香味所致。柑普茶选用纯天然的新会柑，一般采用不同生长周期的柑果除去果肉，以云南普洱茶为原料，在无任何添加剂的情况下，经生晒或烘焙等方式制作而成。

一颗上好的柑普茶，除了需要上好的普洱茶底和新会核心产区的柑皮，更需要阳光的赋能和时间的陈化。

采摘

每年7~12月采摘
新会核心产区柑
形状要圆润
油室要密集
表皮要完整

洗果

清洗柑果，去除灰尘杂质
挑选大小，保证个头匀称

挖果

人工开盖去肉
挖果是个相当难的技术活，
要小心翼翼保证柑皮的美观完整

复洗

二度清洗柑皮
去除果肉渣后再次
挑选冲洗，
确保柑皮的纯粹

摊晾

将柑皮摊晾控水
一是为了去掉水洗时遗留的水分，
避免填茶时受不良影响
二是为了增加果皮的韧性，
避免填茶时柑皮容易损坏

填茶

精茶入果，匀称紧实
云鼎柑普茶所用的原料均
是转化5年以上的普洱茶
条索精细，用料讲究
将普洱茶均匀地分到每个柑果里面
精准把握茶量，保持重量相对一致

生晒

阳光直射20~30天，保存活性成分

利用自然阳光晒干能最大限度保存柑皮与茶的活性成分
增强口感鲜爽度，便于后期转化

全生晒是一种古法传统工艺，是云鼎柑普核心技术的关键点

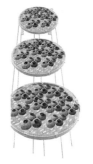

翻面

每一颗柑普茶，
为了让其受光均匀
需要人工逐一摊开受光
还要定时逐一翻动柑面，
顶着大太阳 就这样细心照看
晒足20~30天！

包装

择优入袋，称重装罐把果盖和
柑普身合上，手工包入绵纸内。
这个过程需要淘汰一些
品相不佳的损耗品。
独立密封包装便于
柑普茶品饮、贮藏、转化

检测

云鼎柑普所有的成品茶
流通市场之前
必须经过相应的检测工艺，
以保证食品安全

△ 全生晒柑普茶标准化制作流程

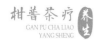

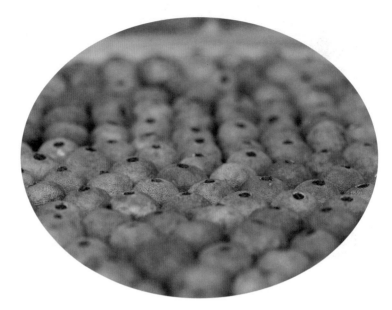

△柑普茶晒制

1.茶底：古树年份普洱茶

一般认为，百年以上的云南大叶种茶树可以称为古茶树。古茶树多生长在人迹罕至的深山老林中，野生天然，微量元素高、污染低、茶多酚丰富，口感层次感丰富；且存世数量较少，在地域上、树龄上不可复制，异常珍贵。

班章村、冰岛村为云南的名山头。班章茶气霸气十足，被称为茶王；冰岛茶细腻鲜爽，拥有独特的"冰糖味"，与班章茶在普洱界并列一二。

易武山、布朗山为云南的名山系。此处出产的茶因量大质优、特色明显成为市场两大主流茶。易武茶香扬水柔、醇厚温婉；布朗茶滋味浓烈，茶气足且够味。

景迈、南糯、勐宋等各大名山，出产的普洱茶各有特色。

新制作的普洱茶味浓峻、锐裂而欠陈香，口感并不理想，且性猛烈，容易伤脾胃。经过5～10年甚至10年以上转化的茶，则茶性温和，口感柔和，陈味显著，适合品饮，养胃健胃。

2.柑皮：新会核心产区

新会柑的核心产区位于珠江三角洲冲积平原，潭江和西江经此地交汇并流入南海，咸淡水交换，土壤肥沃，矿物质丰富，水源充足，生长环境优越导致新会柑内含物丰富，富含挥发油、多糖类物质等活性成分。

根据黄酮量的差异对比，广东陈皮（以广东新会陈皮为基准）的各项含量几乎都高于浙江、湖北等地区。换言之，广东新会陈皮的活性成分含量更高，晒出来的陈皮为各陈皮种类中最好的，泡茶陈香味更醇厚。同时陈皮中的胡萝卜素、维生素C含量极高，具有显著的养生保健美容效果。

3.生晒：赋予活力的沉淀

阳光生晒，是新会陈皮的传统工艺之一。按照传统做法，陈皮的制作最讲究缓慢地晒干或阴干。在这样的加工过程中，各种生化酶类一直在发挥作用，参与陈皮中各种各样的生化反应，形成陈皮特有的品质特征。

而采用烘焙方法加工，陈皮中的酶类物质的活性在高温下迅速降低，许多生化反应无法完成，产品的香气及内含物质与真正的陈皮相差很远。将这阳光自然生晒的工艺运用到柑普茶当中，利用日光的力量，将柑皮中的营养成分更大限度地保留，使得柑皮能和茶一同在岁月的沉淀下，越陈越香醇。

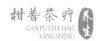
茶叶中品质成分包括茶多酚、咖啡因、氨基酸等，其中茶多酚是包括儿茶素在内的一大类物质，在普洱生茶、绿茶中含量极高，达30%左右。茶多酚呈苦涩味，对人体刺激性较强。茶叶经过发酵后茶多酚大部分氧化，变成茶红素、茶褐素等，刺激性大为降低。同时，发酵也能促进茶叶香气物质的转化，提高茶香。

生晒等长时间湿热作用使普洱生茶多酚类物质极显著降低，黄酮显著增加，而对游离氨基酸总量无显著影响。湿热环境对普洱茶儿茶素、咖啡因的总量和组成影响显著，酯型儿茶素含量减少，简单儿茶素、没食子酸、咖啡因含量显著增加。普洱茶经湿热处理后酯类和醇类的相对含量升高，香气更加饱满醇厚。

与长时间生晒相比，烘焙工艺用时很短，茶多酚、儿茶素等成分还来不及氧化转化。烘焙工艺加工的产品，滋味方面苦涩味较重，汤色偏淡、香气与新茶无异，缺少醇厚感觉。

第二节

干燥的奥秘

制作柑普茶最为重要的工序之一，就是柑普茶的干燥。只有最为恰当的干燥工艺，才能在漫长时间的干燥中，使柑果果香与茶叶茶香得到完美融合，同时保留柑和茶的陈化活性。

柑普茶加工行业内有这样一句话：天然日晒为上，低温烘干

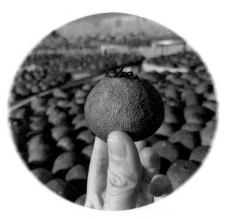

△天然生晒而成的柑普茶

次之，高温烘烤者忌。

在外观辨别上，通过天然生晒或低温烘烤的，都是皮色滋润，肌理鲜明，有太阳晒过的花杂色，按压有弹性，撕开表皮可见断面上呈白色。而高温烘烤的皮色均匀，呈咖啡色或栗子色，甚至于黑褐色，表面肌理模糊干瘪，外表坚硬无弹性，断面颜色较深。

1.高温烘焙

高温烘焙需要的时间短，成本低，且不受天气影响，烘焙出的柑普茶适合即时饮用。但高温烘焙因为温度过高，就会使柑皮的焦油含量高，褐黄有油润感，且柑普茶里的各种物质不能得到良好的转化，制作出的成品较次。

一般认为，高温烘焙出来的柑普茶不具备陈化价值，即使存放再久，也不能转变成陈皮普洱茶。但因高温烘焙时间短，便宜，产量也就高，但高温烘焙出来的柑果果皮相对较脆且表面呈现油润感。

2.低温烘焙

低温烘焙温度不高于45℃，是用烘干设备烘至足干。

低温烘焙相对高温，时间较长，却保持了一定的后期转化空间，价格成本也就略高一点。低温烘焙比生晒时间短，不用承担生晒柑普茶的各种天气变化出现霉变的风险，能人为掌控。

低温烘焙具备提香、彻底干透、保持活性的优点，且比高温烘焙出来的柑普茶口感要好很多，是很多柑普茶生产厂家常采用的烘焙工艺。

烘焙工艺更能快速适合市场人群的消费。即做即饮。

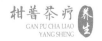

3.半生晒低温烘焙

半生晒低温烘焙，是指生晒和低温烘焙相结合的方法。根据天气情况可以先晒再烘，也可以先烘再晒，柑普茶活性依旧保持。

半生晒低温烘焙既保证了口感，又使柑普茶中的各种物质得到了良好的转化，也降低了因天气变化带来质变的风险，这种干燥工艺制作出的柑普茶口感略高于烘焙的柑普茶。

4.光棚生晒

光棚生晒是指以建设晾晒棚的方式进行晒制的方法。光棚生晒解决了晒制物自然晾晒无场地、易霉变、易霜冻的问题，但光棚遮挡了一部分阳光能量，对晒制的产物有一定影响。

5.仿生晒

仿生晒就是通过模拟仿生晒烘房来进行柑普茶干燥的方法。在接近40℃的仿生晒烘房里，校对适当的温度，模拟日光早中晚的光照强弱进行仿生晒制。

广东地处中国东南沿海，7~8月多为台风多雨季。在阴晴不定的天气，使用生晒技术需将柑茶暴露在外生晒，阳光不够时，干燥时间需延长，以防柑皮内部存在的水分仍过高，出现发霉现象。

仿生晒在保证柑普茶技术稳定的前提下，更适合现代工业的批量化生产，也逐步受到很多柑普茶生产企业的青睐。

6.全生晒

全生晒，顾名思义，就是在天气晴朗的情况下，利用日光晒至完

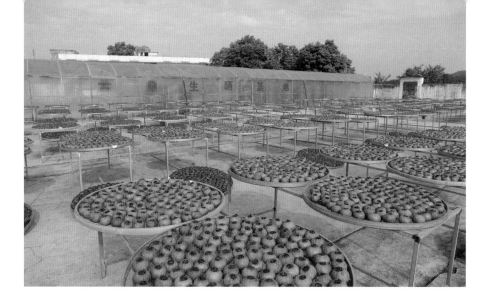

△全生晒柑普茶基地

全干燥，要完全晒干的话需要二十天到三十几天不等。

装好茶的新鲜柑皮在露天晒场经过20天自然生晒，柑皮匀速脱水，变成柑普茶，这一过程中自然而温和，故而茶品的茶性也相应温醇。

日光中的红外波段（中波红外线为主）效果是当代的人工干燥手段无法替代的，这样的独特性赋予了柑普茶皮色绯红柔润，香气沉实，回甘清雅，口感甜润生津的特点。

全生晒柑普茶当年的口感融合度非常好，茶味和果香味可高度交融，而在陈放后能达到一个更好的口感融合度。优点是更具存藏价值，油包丰满立体，越陈越香，也会增值。也正是因为阳光自然生晒，造就了全生晒柑普茶醇厚的口感和健康的价值。

全生晒与高温烘相比，有以下优点：

（1）边生晒边陈化口感更醇。生晒工艺，并非填茶后放太阳下晒晒这么简单，而是一个茶性调整、风味塑造、茶柑融合的综合性过程。生晒中，有一半时间处于仓储状态，而合适的温度、湿度，使这段仓储时间成为柑普茶陈化的黄金时间；高温烘干提高了效率，相对就损失了这一过程，口感滋味明显不如生晒柑普茶。

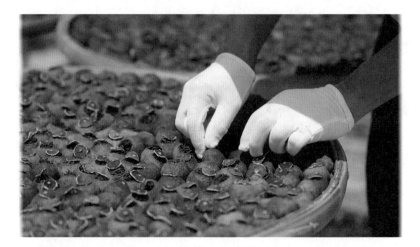

◁ 刚装好茶的柑普茶半成品

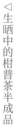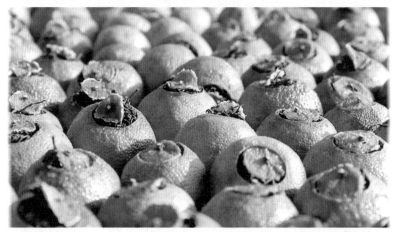

◁ 生晒中的柑普茶半成品

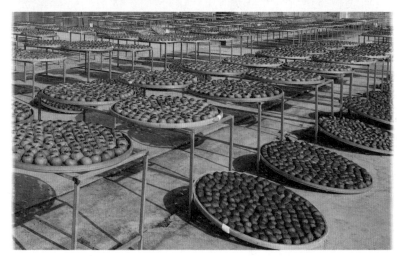

◁ 阳光生晒

（2）不经高温，滋味纯正，无火燥。喝生晒柑普茶不会上火。装好茶的新鲜柑皮在露天晒场经过20多天自然生晒，柑皮匀速脱水，变成柑普茶，这一过程中自然而温和，故而茶品的茶性也相应温醇；而高温烘干则不然，火燥稍重，温醇不足。

（3）完整保留活性更养生。生晒柑普茶的柑皮挥发油活性得以保留完好，油囊更为通透，冲泡时营养物质稳定浸出；烘干柑普茶经高温烘烤，部分营养成分活性已失，失去其原本价值。

（4）紫外线灭菌更安全。生晒柑普茶多了一重紫外线灭菌效果，给健康和安全性额外增加了一重保障；高温烘干的柑普茶则没有这重额外的保障。

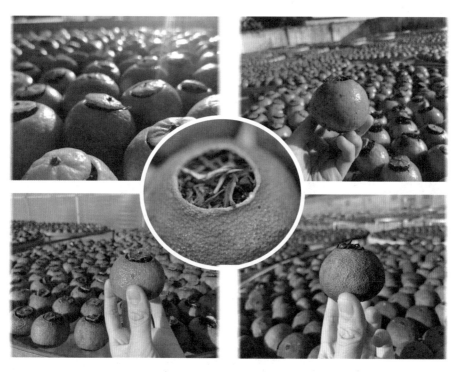

△刚填好茶→晒足20天

（5）光合作用维生素更易吸收。柑皮、普洱茶内都含有种类丰富的维生素，而阳光可促使其更容易被身体吸收；高温烘干对维生素唯有破坏效果，更谈不上促进。

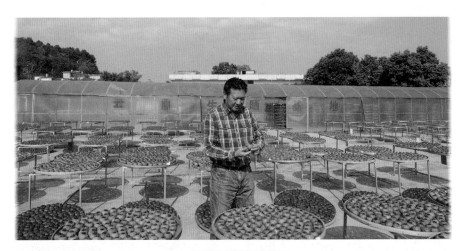

△查看柑普茶晒制情况

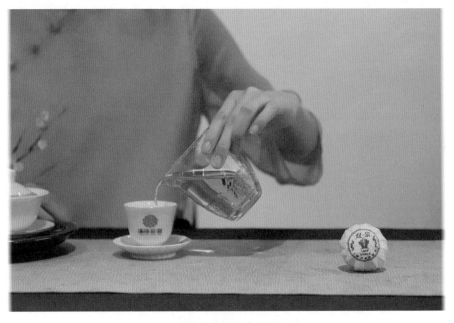

△生晒柑普口感更醇

小知识

如何分辨柑普茶干燥方式?

——观颜色

生晒小青柑、二黄柑有明显晒斑,大红柑橙黄亮泽,生晒柑普茶表面都有油润的光泽;高温烘干柑普茶则表皮暗哑无油光,青柑呈青褐色,红柑呈深褐色。

——照通透度

取一颗柑普茶,倒出普洱茶,用强光源透射柑皮,油室全部晶莹别透的是生晒柑普茶;部分油室不透光的是高温烘干柑普茶。

——品滋味

取生晒和高温烘干柑普茶各一颗,同等条件下对比冲泡:生晒柑普茶口感柔顺甜润、滋味醇正、柑香怡人、厚滑绵和;高温烘干柑普茶口感单薄燥舌、香高但不持久、出味快但后继无力。

柑普茶的分类

柑普茶有不同的分类方法,包括按柑普茶所用的柑皮料分类、按柑普茶的加工工艺分类、按柑普茶的形态分类、按柑普茶所用的普洱茶原料分类、按柑普茶所用的新会柑产区分类或按柑普茶所用的普洱茶山头分类等。

1.按柑普茶所用的柑皮料分类

根据《新会陈皮地理标志产品》规定,柑皮根据采收期可分为柑

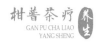

青皮（青皮）、微红皮（黄皮）和大红皮（红皮）。

陈皮普洱茶是以陈皮和普洱茶混合而成的茶制品。柑普茶陈化三年后则变成陈皮普洱茶，不过由于形状还是圆形的，按习惯还是会叫它柑普茶，或者称其为陈皮柑普茶。

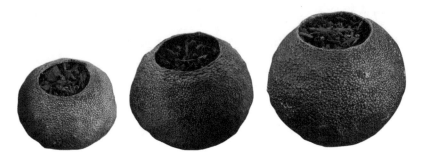

△由左至右：小青柑普洱茶、二黄柑普洱茶、大红柑普洱茶

（1）小青柑普洱茶

小青柑普洱茶所用柑皮是采自每年农历小暑至寒露的新会柑，此时柑果皮未着色，外表多为青绿色或青果色，油室密布，质硬皮厚，果香馥郁，滋味浓郁，果酸、果油等内含物质丰富，品质高。

因此，农历小暑至寒露也是小青柑普洱茶的生产时期。小青柑处于幼果时期，个头小，果皮厚，芳香类物质丰富，但苦涩成分也比较多，故加工成好喝的柑普茶颇费工夫。

小青柑普洱茶橘柚芳香油含量高，橙皮苷含量较高，多糖含量较低，柑味强烈，质硬、皮薄，味辛苦、气芳香，耐存贮。在口感上也有其凸显，柑的清香与茶

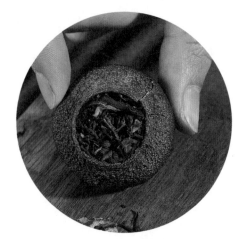

△小青柑普洱茶

的滋味融合，再加上优质柑普茶具备的独特保健功效，以柑香馥郁、甜润爽口等特点，被喜爱小青柑普洱茶的消费者所津津乐道。

（2）二黄柑普洱茶

二黄柑普洱茶所用柑皮是采自每年农历寒露至小雪的新会柑，此时的柑皮介于青果与熟果之间，柑皮稍厚，褐绿带红，质地软硬适中，性温和，味略甜、辛辣带苦，是新会柑的长成阶段，即果身大小基本定型，果皮厚度适中。农历寒露至小雪是二黄柑普洱茶的制作期。

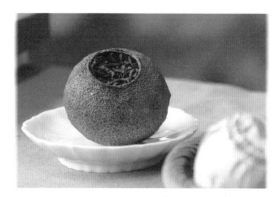

△二黄柑普洱茶

当然，也有分类是在小青柑和二黄柑之间增加青柑。青柑大致为一个乒乓球的大小，跟乒乓球大小差不多的柑果，称为青柑，比乒乓球小的柑果则称为小青柑。

（3）大红柑普洱茶

大红柑普洱茶所用柑皮是指采自每年农历小雪至小寒的成熟的新会柑，此时柑果皮已基本着色，生理已基本成熟，个头比较大，果皮薄，糖分比较多。农历小雪至小寒是大红柑普洱茶的制作期。

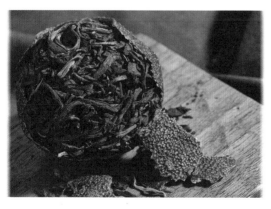

△大红柑普洱茶

大红柑普洱茶外表呈棕红色至红黑色。此时橙

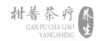

皮苷含量较低，多糖的含量较高，有无数大而凹入的油室，皱缩十分明显。内表雪白、淡黄白至棕红色。质软、皮厚，味辛带甜香。用大红柑制作的柑普茶，口感较为甜润，对胃肠刺激性相对要弱。

（4）陈皮普洱茶

柑皮以贮藏的时间越久越好，存期不足三年的称为果皮或柑皮，一般认为，二黄柑柑皮和大红柑柑皮存期足三年或以上的才称为陈皮。

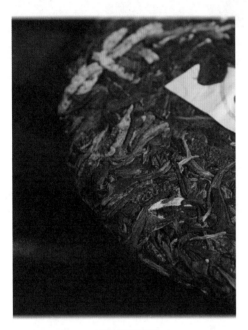

△陈皮普洱茶

广义上来说，陈皮普洱茶指的就是以陈皮和茶叶混合而成的茶制品，所以陈皮普洱简单来说，就是普洱茶与陈皮拌和而饮。

目前，陈皮普洱茶有几种不同的形态：第一种是陈皮切碎与普洱散茶混装的；第二种是将二者混合一起压成不同形状的，如茶饼、茶珠或茶砖等；第三种是陈化三年的二黄柑普洱茶或者大红柑普洱茶，也称陈皮柑普茶。

在广东民间，通常是陈皮跟茶叶分开贮藏，要品饮的时候按一定的比例投放冲泡，陈年普洱配陈皮，堪称绝配。陈皮普洱茶结合了陈皮独有的果味清香和云南普洱茶特有的甘醇爽甜，茶汤细腻滑爽、回味甘甜，同时也因其良好的养生保健功效而受到很多人的喜欢。

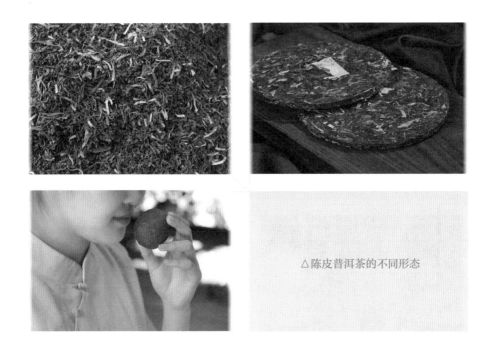

△陈皮普洱茶的不同形态

2.按柑普茶的加工工艺分类

按加工工艺，柑普茶可分为全生晒柑普茶、半生晒柑普茶、光棚生晒柑普茶、烘焙柑普茶。

传统的柑普茶产品都是生晒工艺，靠天吃饭不能量产，多为民间自制自用，后来出现了半生晒、光棚生晒和烘干的工艺。而烘干又有电烘、柴烧烘干之分，柴烧烘干难以避免有烟味等杂味，而半生晒生产效率较低，成品现饮体验不佳，因此大多数企业都采用电烘的方式。

3.按柑普茶的形态分类

按形态分类，柑普茶可分为柑果型（亦称果茶）、饼茶型、袋泡茶、珠状等。其中，目前市面上柑普茶产品以柑果型、饼茶型为主流。

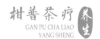

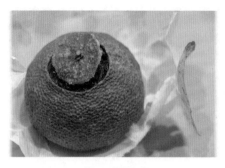
△柑果型柑普茶

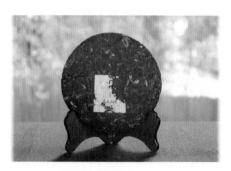
△饼茶型柑普茶

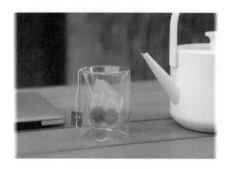
△袋泡型柑普茶

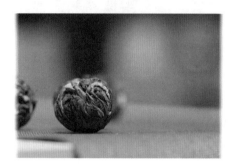
△珠状柑普茶

4.按柑普茶所用的普洱茶原料分类

按原料工艺不同,普洱茶可分为普洱生茶和普洱熟茶。因此,按柑普茶所用的普洱茶原料的不同,柑普茶可分为柑普生茶和柑普熟茶。

柑普生茶和柑普熟茶的核心区别在于选取茶原料是普洱生茶还是普洱熟茶,选用普洱生茶作为茶原料的柑普茶是柑普生茶,选用普洱熟茶作为茶原料的柑普茶是柑普熟茶。

先看看普洱生茶和普洱熟茶的区别(表4-3-1):普洱茶有生熟之分,各有短长,普洱茶的大体制作工序是这样的:鲜采茶叶经杀青、揉捻、干燥后,即成毛青(滇青),此时的茶韵浓烈霸道,一般人是喝不惯的。随着毛青茶的加工不同,普洱茶自此分为生茶、熟茶两大系

（也有互相拼配的半生熟茶）。

普洱生茶：指毛茶不经过"渥堆"，完全依自然转化而成的茶，这是历史上的传统制法。生茶自然转熟的进程相当缓慢，视保存环境条件，至少需要十年的时间。时间越长，茶内多酚类化合物的酶性和非酶性氧化越完全，其陈香益发醇和稳健，韵致活泼生动，这种活力即为茶人所称道的"茶气"。

普洱熟茶：指毛茶经过"渥堆"这项工序，通过湿熟作用，以人工方式速成发酵而成的茶。普洱熟茶的制作工艺，是1973年昆明茶厂首先借鉴黑茶工艺而发展出的一项技术。其作用是促进多酚类化合物非酶性自动氧化，转化茶叶内含物质，减除苦涩味，使滋味变醇，消除青臭气，缩短其陈化阶段。此茶可提早饮用。

表4-3-1 普洱生茶与普洱熟茶的区别

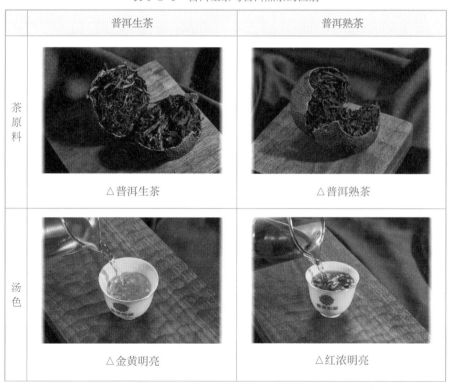

	普洱生茶	普洱熟茶
茶原料	△普洱生茶	△普洱熟茶
汤色	△金黄明亮	△红浓明亮

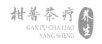

	普洱生茶	普洱熟茶
口感	具有明显的原生态古树茶特有的醇和大气，滋味浓厚悠长，饱满、鲜爽、甘甜、顺滑，喉韵明细绵长，回甘迅猛、持久生津，穿透力强，满口余香甜柔，口腔和喉部始终甘润。既有普洱生茶口感的"够劲"，又有柑皮、陈皮口感的"甜蜜"，口感层次更加丰富、醇厚而又细滑，茶气十足，山头风格明显，充满大自然的气息和阳光的味道，带来全方位的味蕾盛宴享受	既具有古树普洱熟茶的山头风格，茶汤滋味绵厚有包裹感，又在柑皮和阳光的加持下使柑普茶具有独特的韵味，口感醇厚顺滑，齿颊留香，甘泽润喉，层次丰富，余韵悠长
香气	柑皮和普洱茶各种香气，果香、花香、蜜香、木香等香型很好地融合在一起，使香气变得十分丰富	
香气变化	柑果香更为高锐，层次感更丰富	香气馥郁而沉稳
香气变化	1.陈化三年后转为陈皮柑普茶 2.随着时间的演变，陈皮与普洱的香气成分不断地发酵和转化，每一月，每一年，口感和香气都有变化，发展空间巨大，越陈越香，越陈口感越丰富。每一年，每一月，每一个变化，都值得期待	
变化	转化后口感变化较熟茶更丰富，发展空间巨大，饮起来更加有趣	

第四节

"药对理论"与柑普茶

　　人类在长期的生活与劳动实践中，最初防治疾病是从单味药开始的，积累了单味药用药知识，经过漫长岁月的迁移，人们逐渐认识到疾病发生发展过程的复杂性，单味药难以胜任，所以出现了两味或两味药以上的组合。

　　作为方剂组成的基本要素，药对虽只是两药相合，但却能很好地诠释中药"合群妙用"的特点。正如俗语"麻黄无桂枝不汗，附子无干姜不热，石膏得知母更寒"所言，药对配伍是基于药性和长期遣方用药过程中，医家逐渐积累经验而来的，是精妙用药的一种形式。一个组方严谨的方剂，往往包含着一个或若干个药对；很多药对本身作为一个完整的复方也搭配巧妙、比例得当，具有很好的治疗效果。药对通过协同增效、相制减毒、相反相成等形式应用，介于中药和方剂之间。

普洱茶原产地主要在云南的思茅地区和西双版纳自治州，普洱茶性温和，耐贮藏，适用于烹用泡饮。1765年，赵学敏《本草纲目拾遗》就有"普洱茶膏醒酒第一，消食化痰，清胃生津"的描述。一般认为，普洱茶具有消食除毒、理气去胀、祛风醒酒、治痢抑菌等功效。陈皮具有理气健脾、燥湿化痰的功效，用于脘腹胀满，食少吐泻，咳嗽痰多等症状。

作为食疗饮品，陈皮搭配普洱茶就是天生绝配。遵循古法全生晒工艺制作的柑普茶，将云南古树茶与新会陈皮巧妙配伍，匠心锻造，创造出神奇的效果。

生晒工艺，是一个茶性调整、风味塑造、茶柑融合的综合性过程。生晒中，有一半时间处于仓储状态，而合适的温度湿度，使这段仓储成为柑普茶陈化的黄金时间。生晒后的柑普茶，柑皮的挥发油活性得以保留完好，油囊更为通透，冲泡时营养物质稳定浸出。

普洱茶配上新会陈皮，可以燥湿化痰、理气健脾、消积化滞、疏通五脏，加上陈皮"遇升则升、遇降则降"的性能，能在与药、食结合时候促进药、食性能大量释放，让身体更好地吸收。陈皮加普洱茶，真正有"1+1 > 2"的效果。

有着"千年人参、百年陈皮"之称的新会柑，在药用上有着理气、健胃、燥湿、祛痰的功效。柑普茶集合了新会柑皮与云南普洱茶两者的优点，充分发挥出新会陈皮理气、普洱茶养胃的功效，具有健脾养胃、清热解毒、化痰止咳、降脂减肥、养颜美容以及抗动脉粥样硬

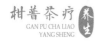

化、抗衰老和醒酒等作用。

"清、补、运"与柑普茶

1.华医学的"清、补、运"

华医学是南方医科大学南方医院首任肝胆外科主任、著名中西医结合专家李朝龙教授在哲学思想的指导下，结合临床应用实践，高度提炼中医、西医、现代科学的精髓，按照时代发展需求建立的新的医学理论体系，其独特的疗效受到患者的青睐。

华医学将人体结构和功能融为一体，研究活体状态下的流体学，创立了"流体医学"，并创用"精、气、神、血、水、电"六大系统表述活体的流体结构和功能，指出维持精、气、神、血、水、电的阴阳平衡是维护人体健康的根本，如果精、气、神、血、水、电失去平衡，可能就会出现异常状态——"盈、亏、毒、结、阻"。

华医学创立了"清、补、运"兼用和通用法则，强调自然物质的生物学效应与生命基本活动的一致性，旨在清除盈毒、补充精神、促进流体运行。而将这法则运用在临床治疗和养生保健上，能达到精准的目标效应和混沌的整体效应。

所有生物的生命活动离不开新陈代谢，只有新陈代谢才能维持生命，新陈代谢是生命的象征。复杂的新陈代谢过程可以概括为补充营养、运化（同化、异化）和清除废物三个基本环节。清除废物简称"清"，补充营养简称"补"，"运化"简称"运"。故此，"清、补、运"三个字可以用来代表生物的基本生命活动——新陈代谢。

　　医学研究结果表明，物质的生物学效应的确可以划分为清、补、运三大类别，这说明人与自然界的物质交换可以达到形式和内容的一致性。利用自然物质调节人体阴阳平衡和防病治病有了理论依据和通用法则。

　　华医学广泛的临床实践证实，"清、补、运"药并用法则取得了不错的效果，值得推广和深入研究。西医学的对症疗法和中医学的辨证施治，很难达到全面的综合治疗，疗效两异。西医学没有那么多药物来一一对症治疗，病因病症有太多的未知数，处理上一定要用无穷大的方法来应对。"清、补、运"加在一起组成了撒大网、面面俱到的方略。古代中医强调，"群合济之，厚集投之"的组方原则，为后人指明了方向，是破解医学难题的关键。

　　华医学精选中药百余种，根据传统功效、现代药理学研究和华医学的实践经验，将药物分为清药、补药、运药。清药为苦寒药，具有清盈和清毒的作用；味甘、咸药多为补药，具有补精、补神、补血作用；辛温药多为运药，具有促进精、气、神、血、水、电运行的作用。

　　"清、补、运"是李朝龙教授所创"华医学"的中药组方原则。华医学的"清、补、运"法则是调节人体的阴阳平衡、防病治病、保健养生的基本法则，是可贯穿人的生命全过程的法宝。"清、补、运"基于中医药药食同源的理念，"清"是指能够清除体内多余的物质和毒素的食物，以苦味为主；"补"是指能够补充体内有机物和微量元素的食物，以甜味和咸味为主；"运"是指能够促进气血运行的食物，以辛辣为主。

2.柑普茶的"清、补、运"

　　"清、补、运"理论应用到生活中通过饮食对身体进行调理具有

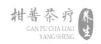

非常重要的价值。一颗全生晒柑普茶，集"清、补、运"为一体，起到清除盈毒、补充精神、促进人体正常新陈代谢、维持人体健康的根本作用。

普洱茶，常用于暑热口渴，头痛目昏，痧气腹痛，痢疾，肉食积滞，酒毒，神疲多眠，麻疹透发不畅等症状。普洱茶味苦、甘，性寒，具有清热生津、辟秽解毒、消食解酒、醒神透疹之功效，是为"清"。

陈皮，适合长夏湿热邪气困扰脾胃，消化功能减弱出现脘腹胀满、食欲不振、不思饮食、口淡无味等症状的患者。中医药学认为陈皮味辛、苦，性温，具有理气健脾、和胃止呕、燥湿化痰、镇咳等功效，是为"运"。

阳光是一种有能量的物质，是人体生命活动的动力，太阳是外界阳气的主要来源，养阳气最重要的方法就是晒太阳。人之阳气和天之阳气是息息相通的，晒太阳可以给人阳气，给人朝气。植物成长过程与人类似，在生晒过程中，恰似人体"扶阳"过程，阳光起到了辅助消毒灭菌，促进茶柑融合的作用，生晒的过程，让柑普茶具有了"补"的效应。

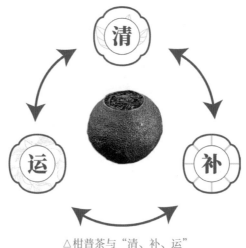

△柑普茶与"清、补、运"

　　品尝全生晒柑普茶，可以清晰感受到苦、辛、甘三种味道，正好与华医学定义的天然食物"清、补、运"生物学效应相对应。味苦者具有清除、清理、清洁作用，味甘者具有补益作用，味辛者具有运化、运行作用。细嚼茶料，可以发现，苦味来源于云南的普洱茶叶，甘味来自新会柑皮的内层，辛辣味来自柑皮的外层。

　　普洱生茶性寒，清热生津，消食解酒；陈皮性温，味辛，理气健脾、和胃止呕；阳光扶阳，促进茶柑融合；一颗全生晒柑普茶，巧妙地将中医学平衡的核心理念融合其中，陈皮的理气，恰好中和了普洱茶的烈，阳光是改变和区分柑普茶优劣的重要组成部分，温煦的阳光和优质的原料，才是一款养生柑普茶的灵魂所在。

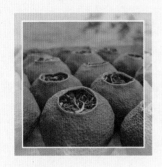

第五章
柑普茶的奥秘

柑普茶中的有效物质

1.陈皮的主要家庭成员

陈皮中富含多种功效成分，主要包括黄酮类化合物、挥发油类、柠檬苦素类、生物碱类和微量元素、营养物质等。

（1）黄酮类——陈皮"陈久者良"的关键

黄酮类化合物是陈皮的一大类生理活性成分，是陈皮发挥营养健康功效的重要物质基础。其中最具有代表性的化合物是橙皮苷和多甲氧基黄酮类化合物。

橙皮苷有抗炎、抗肿瘤、调节脂质代谢、保护心脑血管及调节肠道菌群等功效。

紫外线是引发色素沉着的关键因素，想美白，先防晒。橙皮苷的抗脂质氧化作用能防止因紫外线引起的皮肤癌和红斑，就像是一只温柔的手，能把沉淀在肌肤中的黑色素有效且轻柔地去除掉，是防晒化妆品的重要天然原料。

多甲氧基黄酮是柑橘类果实特有的成分，有降低胆固醇和抗炎症的特殊活性。多甲氧基黄酮类化合物不易溶于水，如果在黄酮引入羟基这种亲水性基团，可以增加其亲水性，使其容易被人体吸收，更容易发挥药效，羟基化也是合成香料和食品添加剂等成分的有效途径。

羟基化后的多甲氧基黄酮，有更显著的抗氧化、抗炎、抗肿瘤和抗动脉粥样硬化等功效，还有抑制脂肪分化、抑制脂肪成熟、改善脂肪肝、降低脂肪堆积的能力，能够作为药物的有效成分，达到抑制肥胖或治疗脂肪肝的目的。

新会陈皮贮藏时间越长，橙皮苷和总黄酮的含量越高，这也是陈皮"陈久者良"的关键。

（2）挥发油类——陈皮行气的物质保障

说起挥发油大家可能觉得陌生，它还有另外一个名字：精油。精油是浓度很高的物质，大量植物才能萃取出少量的精油，随着市场对天然来源的诉求日益提高，以天然精油作为芳香疗法和添加天然精油替代合成香料的护肤品已经成为一种趋势。

陈皮挥发油含量占整个干燥果皮重量的1%～3%，陈皮挥发油有抗过敏、镇咳、平喘、抗变应性炎症的作用。陈皮能行气，在其中起主要作用的就是挥发油。

（3）柠檬苦素类——陈皮苦味的来源

柠檬苦素类化合物主要存在于柑橘类水果中，是柑橘类水果呈现苦味最重要的原因。品饮陈皮茶的一丝苦味，就是来源于它。

柠檬苦素类化合物一般在柑橘类水果的种子中含量最高，果皮中含量较少，在植物中作为病虫抑制物发挥着重要作用。

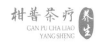

柠檬苦素类化合物在抗肿瘤、抗炎、抗氧化、抗病毒、抗焦虑及防虫杀虫方面发挥着重要作用。

（4）微量元素——人体必备的营养物质

陈皮中含有锰、铁、钛、铬、钾、钠、钙、镁、铜、锌、锶、钼等多种微量元素，陈皮中的钙、钾、铁、镁、锌的含量要比果肉中的含量高得多，并且陈皮中含有丰富的维生素C、蛋白质、类胡萝卜素，其含量要高于果汁，且这些营养物质是人体必需的。在一定程度上，有促进细胞免疫和体液免疫反应的作用。

（5）生物碱类——脂肪杀手

要说肥胖人群越来越多的原因之一，与现在生活越来越好，饮食结构更加丰富关系密切。不过，太肥胖对身体始终是一件不好的事情。

为了减轻体重，很多朋友都试过很多方法，喝茶就是其中一种。

陈皮中主要生物碱类成分是辛弗林，它是陈皮中含量最高的生物碱。辛弗林能够提高新陈代谢，增加热量消耗、氧化脂肪，是减肥药物中的有效成分。有用过减肥药的朋友可以看看减肥药里面的成分有没有它。

2.普洱茶的主要家庭成员

普洱茶的主要成分有茶多酚、茶色素、维生素、氨基酸等，不同的发酵方法以及贮存的时间，决定了各种物质的比例。

（1）茶多酚——优秀的抗氧化能手

茶多酚是普洱茶中含量最多的物质，也是藏在普洱茶里约30多种酚类物质的总称。茶多酚是普洱茶色香味主要的来源之一，在养生保健方面，茶多酚占据了主要地位，就像一支主力部队，帮助我们维护机体的健康。

茶多酚有很强的生理活性，能够高效消灭体内不受控制的"自由基"。受控的自由基对人体是有益的，它们既可以帮助传递维持生命活力的能量，也可以被用来杀灭细菌和寄生虫，还能参与清除毒素。但当人体中的自由基超过一定的量，便会失去控制，自由基的氧化性会损伤人体的组织和细胞，引起慢病疾病和衰老。

茶多酚是各种抗氧化化妆品中的主要元素，对于爱美的女性来说，经常喝茶会让皮肤变得更滋润、光滑。

茶多酚对常见的癌症有预防作用，尤其是对胃癌的预防。茶多酚经过氧化聚合形成的茶黄素等物质，对降血糖、降血脂、增强免疫力、降血压、减慢心率、增加冠脉血流量有一定的效果，对抗氧化、抗肿瘤和耐缺氧作用的防止和治疗也有显著的作用。

（2）茶色素——"药物中的绿色黄金"

茶色素包括茶黄素、茶红素、茶褐素，是一类天然色素，具有较强的抗氧化能力和清除自由基功能，可以用于心脑血管疾病预防、糖尿病防治、防癌抗癌、抗菌抗病毒等方面。

1990年前，每吨茶叶仅能提取0.6～1.6kg茶色素，被誉为"药物中的绿色黄金"。目前，茶色素已经超出了传统色素的食品着色剂范围，广泛应用于医药领域。

茶色素是普洱茶茶汤变化的最主要物质。普洱茶"渥堆"时在微生物作用下，产生茶黄素，随后随着发酵进程，茶黄素不断减少，茶褐素相应增加，使得普洱茶的汤色变得红褐明亮。

（3）茶氨酸——多巴胺产生的诱因

普洱茶中含有20%的蛋白质和25种以上氨基酸。茶氨酸是普洱茶中的重要物质，是茶树所独有的。茶氨酸作用于大脑，会产生一种我们所熟悉的物质——多巴胺。多巴胺可以让人产生非常兴奋和愉悦

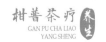

的感觉，这或许是喝茶能让人心情愉快的重要原因。

茶氨酸可以有效预防和缓解精神类疾病，提高人的学习能力和记忆力。普洱茶在发酵中产生了一种 γ-氨基丁酸的物质，其具有降血压和安神的药理作用。

（4）生物碱——普洱茶中的"鸡血"

很多人经常熬夜、晚睡，白天工作学习中往往精神不振，这个时候可能需要给自己"打鸡血"，怎么样"打鸡血"才能打得健康？普洱茶中"生物碱"，可能就非常合适了。

普洱茶叶冲泡后，大约有80%以上的生物碱都能溶解于沸水之中。生物碱中最主要的是咖啡碱，这种特殊的生物碱有兴奋神经中枢、消除疲劳，减轻酒精、烟碱等物质对身体毒害的作用。

咖啡碱可以中和人体胃酸，改善消化能力，增强分解体内脂肪，有养胃和降低血脂的作用。

（5）维生素——身体健康必需的有机物

维生素是维持身体健康所必需的一类有机化合物。这类物质在体内既不是构成身体组织的原料，也不是能量的来源，而是一类调节物质，在物质代谢中起重要的作用。这类物质由于体内不能合成或合成量不足，必须经常由食物供给。

普洱茶中含有丰富的维生素成分，包括维生素C、维生素B_1、维生素B_2、维生素P、维生素A、维生素K、维生素U等，且大多数都溶于水。维生素含量与茶叶的老嫩程度和种类有关，一般嫩茶较老茶维生素含量高。每天饮用普洱茶是补充维生素C的良好选择之一。

（6）无机盐——防龋齿的重要保障

无机盐可维持人体液（渗透压）平衡，既对改善机体内部循环有重要意义，又是人体"硬组织"（如骨骼、牙齿）的原料。

普洱茶中的钾易浸出，是细胞内液的重要成分；普洱茶中的氟化物能够抑制口腔中龋齿菌生长、抑制细菌产酸，对防龋齿有重要作用；锰可防止生殖功能紊乱和惊厥抽搐；锌可促进儿童生长发育，防止中老年人心肌梗死和暴卒，并有抗癌作用；铜、铁能提高机体的造血功能。

3.全生晒柑普茶的主要家庭成员

柑普茶的主要成分有儿茶素、咖啡碱、橙皮苷、川陈皮素等，兼具普洱茶与柑橘皮化学成分。

（1）香气成分——柑普茶香气来源和功效基础

柑普茶有柑皮和普洱的香味，尤其是经过全生晒加工工艺的柑普茶，不仅柑皮风味和外形完好保存，普洱茶与柑皮的香气成分缓慢融合，香气成分比例更加丰富和均衡，形成柑普茶独特的口感。

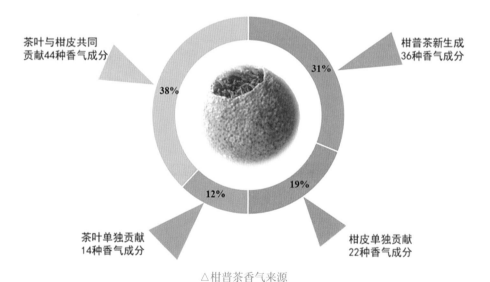

茶叶与柑皮共同贡献44种香气成分　38%

柑普茶新生成36种香气成分　31%

茶叶单独贡献14种香气成分　12%

柑皮单独贡献22种香气成分　19%

△柑普茶香气来源

（来源：气质联用技术解析全生晒柑普茶特征香气 [J]．现代食品科技）

经过全生晒自然陈化的柑普茶既保留了普洱茶与柑皮的主要成分，又形成其独有的特征，在全生晒干燥过程中新生成的香气成分，

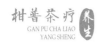

不仅为柑普茶提供独特的香味品质，同时也为柑普茶的药理功效提供了重要的物质基础。

香气成分有一定的预防流行性感冒、流行性脑脊髓膜炎，治疗上呼吸道感染、咽喉炎、支气管炎、肺炎、急性肾盂肾炎、慢性肾盂肾炎、肠炎、痢疾等作用。

（2）茶多酚——柑普茶回甘生津的主要物质

经常喝茶的朋友知道，一款茶回甘生津效果好，可以认为它也许是一款不错的茶。多酚类物质就是决定口感的重要因素之一。

茶多酚是茶叶中酚类物质的总称，儿茶素是茶多酚的主要成分，占茶多酚总量的70%以上，有较强的苦味、收敛性强，是构成柑普茶苦涩味、回甘、生津的主要物质。

多酚类物质作为柑普茶的主要化学成分之一，它不但直接决定着柑普茶的汤色和滋味，而且还间接影响着其他化学成分含量的变化及其组成比例。多酚类物质含量高的柑普茶，相对比多酚类物质含量低的柑普茶口感更醇厚。

柑普茶的养生作用

柑普茶是集新会陈皮和普洱茶的功效于一身的新型茶饮品，具有理气化痰、健脾消滞、降血脂、降血压、抗氧化等功效。

1.普洱茶的养生保健功效

云南本身不仅是茶叶的产地，还是药材的生产地和集散地，普洱茶从古至今与中医学有很深的渊源，古代的普洱茶制作者很多具有精通中医药的背景。

中医学理论素有"药食同源"的说法，古人认为普洱茶不仅是一种解渴的茶品，同时还具有"解油腻、醒酒"等对人体产生保健功能的特殊饮品。

普洱茶的作用，医书早有记载，我国古代，普洱茶已经被用于养生保健和治病。从普洱茶的藏茶年份来看，"味苦性刻，解油腻、牛羊毒，虚人禁用"（《本草纲目拾遗》），是指较新的普洱生茶，"性温味香"是指有一定年份的普洱老生茶。

普洱茶有降脂、减肥的功效。普洱茶不仅能强效地降低总胆固醇和低密度脂蛋白，而且能一定程度上降低甘油三酯。

普洱茶有防癌、抗癌功效。普洱茶含有多种丰富的抗癌维生素及多种极为重要的抗癌微量元素。

普洱茶有美容养颜的功效。普洱茶能够合理调节人体，使人体功能达到自然平衡的效果，从而达到美容功效，在国内外被誉为"美容茶"。普洱茶可使血管舒张，降低人体血脂含量，加速血液循环，从根本上解决由于血液流通不畅引起的面部颜色暗淡和显眼斑点等问题。

普洱茶有抗毒杀菌的功效。普洱茶中的儿茶素对大肠杆菌、沙门氏菌和金黄色葡萄球菌等致病菌以及致龋菌起到抑制作用，对结肠弯曲菌和空肠弯曲菌具有灭杀作用。

普洱茶叶中的氟化物能使牙釉质更坚固，茶多酚能预防龋齿。普洱茶还有抗疲劳功效，其中的咖啡因、茶褐素、茶多糖以及茶蛋白等组成的复合体具有抗疲劳作用。普洱茶还具有清除自由基和预防衰老作用，长期饮用普洱茶可以减缓吸烟对人体的伤害。

与熟茶相比，普洱生茶味道微苦，茶性偏凉，可以起到生津止

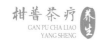

渴、防暑降温、清热解毒、强心提神的功能。

2.陈皮的养生保健功效

陈皮味辛，辛味药能行气机，入脾经能健脾气，故陈皮具有理气健脾的功效。苦味药多具燥性，所以陈皮还有燥湿的功效。

理气调中：陈皮是脾经的气分药。脾胃气滞是脾胃气机运行不畅，发生郁滞之证，主要表现为脘腹胀满、嗳气、恶心呕吐等，陈皮味辛、气香、性温，能行能降，擅长治疗此类病证。

燥湿化痰：脾主运化，消化和运送营养物质至各脏腑，为生痰的源头。如果湿邪侵犯人体，或思虑过度、劳倦及饮食不节，都能伤脾使其运化功能失调，造成水湿内停，凝结成痰。

当然，这里所说的痰不是我们所理解的痰，是泛指水液代谢障碍引起的病理产物。当"痰"阻滞脾胃和三焦气机的升降，就是湿阻中焦。湿阻中焦就会出现胸闷腹胀、纳呆倦怠、大便溏薄、舌苔厚腻等症状。

肺主呼吸，调节气的出入和升降，为贮痰的容器。当邪气侵袭肺时，容易导致肺内的津液凝聚成痰。

陈皮是肺、脾经的气分药，性温，健脾气，脾健则生痰无源，理肺气，肺气顺则贮痰无所。

3.柑普茶的养生保健功效

采用纯天然的新会柑果皮包裹着云南优质普洱茶，传统晾晒使得两者有效成分保留最多，品相在同等产品保持最佳；古法陈化三年以上使得干茶叶与鲜柑皮相互吸收精华，在发酵中充分发挥陈皮"同补药则补……同升药则升，同降药则降"的药性。

（1）温养滋润，提正气

柑皮和普洱茶原料中，富含丰富的氨基酸、维生素、酮类等营养，能够补充人体所需营养，同时还能滋润皮肤。并且陈皮有"劳者温之""损者益之"的调理功效，日常饮之能够增强体质，预防疾病。

（2）健脾护胃，祛寒湿

现代人的生活条件变好，啤酒、冷饮、海鲜，无一不是极为寒凉之物，长此以往，造成脾胃虚寒，脾胃功能受损，寒气湿气也因此而生。普洱茶茶性温和醇厚，有暖胃的作用，特别适合寒气重的人饮用，而健脾祛湿首选陈皮，柑普茶是健脾祛湿的最佳饮品之一。

经过时间陈化后的普洱茶和陈皮做成的柑普茶，茶性温和，茶中所富含的物质能够对胃进行养护，长期饮用柑普茶会使胃部不适得到缓解。

（3）理气润肺，防咳嗽

干燥的天气和换季时节，各种上呼吸道感染，如咽喉、肺部等不适症状影响人体的健康。

皮本身是一股金气，有下降、收藏的趋势。陈皮药性平和，药气清香、流通、下行，靠香气流通，苦味下降，有清热下行的效果。肺属金，主降，苦辛下泄，肺气运行的趋势正与陈皮相适应。

柑皮能燥湿化痰，清肺润燥；普洱茶暖润，促进代谢排毒，双管齐下，由内而外，可预防咳嗽、感冒。

柑普茶茶性温和，咳嗽初期饮用柑普茶可以缓解咳嗽。

（4）消食解腻，助消化

普洱茶能够消食解腻早已广为人知。普洱茶经发酵后生成新的分解酶，是身体脂肪的"克星"；陈皮行气调中，是消除食积的常用中药。

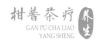

两者陈化形成的柑普茶含有一定的茶多酚，能明显抑制体内的胆固醇、甘油三酯含量上升，并能提高毛细血管壁的弹性，对防治动脉粥样硬化以及肥胖都有显著的作用。

日常饮用柑普茶，能够起到护胃养胃的功效。整个冬季加上春节囤积的脂肪，大红柑普洱茶成了节后"刮油"的首选茶品。

（5）醒脑提神，美肌肤

陈皮味苦清心、味辛能通，含有大量的有利于身体健康的维生素C以及香精油，柑普茶冲泡服用能够起到提升通气的作用。

柑普茶富含维生素C、维生素E、氨基酸和微量元素等，果皮中所含的酚酸能杀菌，还可以使体味芬芳、醒脑提神、美白肌肤、清热祛火、滋阴养颜，具有抗氧化作用的元素，同时调节机体新陈代谢，促进血液循环，缓解机体衰老速度。

服用柑普茶后能够很好将体内的毒素排出体外，能够更好促进体内内循环协调，皮肤会越来越好。

哪些人适合喝柑普茶

柑普茶是以新会柑与云南普洱生（熟）茶相融合制成的茶品，具有美容养颜、抗衰老、理气降逆、调理脾胃、降燥化湿、止咳化痰、润肺生津、降脂减压等功效，适宜饮用人群广泛。

1.应酬频繁的人

随着互联网时代的兴起，人们获取信息愈发迅捷，人际交往圈也愈发广泛。"饭桌上谈生意"更是历经几载春秋的传统，"应酬"

也随之而来。酒与应酬可谓不分家，应酬多了，喝酒频率和量自然而然就高了。

《本草纲目拾遗》载："普茶最治油蒙心包，刮肠、醒酒第一。"

研究证明：茶叶中的茶多酚能促进酒精代谢，能使酒精代谢正常顺利进行。喝茶能增加血管收缩功能。茶碱具有利尿作用，可促使酒精快速排出体外，减少酒醉后的危害。饮茶还可以补充酒精水解所需的维生素C，兴奋被酒精麻醉的大脑中枢，因而起到解酒作用。并且用茶解酒，不会伤害脾胃，不会使醉者大量呕吐。

2.经常咳嗽的人

经常咳嗽，可能是换季空气变得干燥引起的，天气急剧变化，肺部吸入干燥的空气，就容易咳嗽。

陈皮富含挥发油，对呼吸系统有很大的好处，能够疏肝润肺、止咳化痰，尤其是受污染严重的地区，在秋冬要多喝陈皮普洱茶，给肺部排毒。

3.想减肥的人

爱美之心人皆有之，身体上的肉过多，有时候不仅是审美的问题，更严重的会导致高血压、高血脂、高血糖、高尿酸等问题，喝茶能减肥已经成为一种新方法。柑普茶不仅能减肥，同时还能调节肠胃、健脾理气，长期饮用可降脂减压、清理血管，促进血液循环。

陈皮、普洱茶都与脂肪的代谢关系密切。普洱茶经过独特发酵过程生成了新的化学物质，其中含有脂肪分解酵素的脂肪酶，能对脂肪产生分解作用，因此陈皮普洱茶具有减肥效果。

柑普茶6g，置杯中用沸水冲泡，或加清水煎煮，不定时温服，具

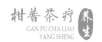

有健脾消食、去腻刮脂的功效。

4.肠胃不好的人

在适宜的浓度下，饮用平和的普洱茶不会对肠胃产生刺激。陈皮普洱茶黏稠、甘滑、醇厚，进入人体肠胃形成膜附于胃的表层，长期喝可以护胃、养胃。

中医学认为，肠的功能是受盛化物，传导废物，以通为顺；胃的功能是受纳和腐熟谷物，以降为和。肠胃病的形成和湿邪关系最为密切。湿邪有内外之分，外湿由外受湿邪引起，内湿是指脾胃功能失常，水湿不能运化而在内停滞。内外湿邪常相互关联，外湿困脾，必然导致脾失健运；内湿停滞，又常会导致外湿侵袭。

湿邪困阻脾胃和大小肠，一是湿邪中阻，必然影响气机，发生阻滞；二是湿邪蕴结日久，多可化热，形成湿热证；三是湿浊停滞日久，必然会伤及中气，使脾胃更虚，形成虚实夹杂证；四是中焦湿热蕴郁日久，伤阴导致阴虚湿热杂证；五是中焦寒湿困阻，最容易伤阳，导致脾阳虚衰。

普洱熟茶暖胃，陈皮健脾暖胃，两者结合，相得益彰，能在一定程度上缓解肠胃不适之症。

5.经常吸烟的人

烟草辛温而热，其性属阳，质轻主升，容易伤津液。烟草味辛、归肺经，烟气主升，肺开窍于鼻、与喉相通。喜欢抽烟的人，烟自鼻喉进入，最容易耗肺伤津。

烟气熏灼脏腑，伤胃损血。烟气善行善散，影响脏腑气机，易使脏腑功能失常。

柑普茶味苦甘，入心、肺、胃经，有清肺润肺、理气调中、生津止咳之功。

6.饱受雾霾侵袭的人群

城市化进程快速推进，很多地区出现了严重的空气污染，以雾霾天气的危害最大，大气中细颗粒物PM2.5是罪魁祸首。雾霾属外邪，其性湿浊带毒，侵袭的部位主要在肺。其传变可由表及里，由轻至重。雾霾所引起呼吸系统疾病的病机主要是霾毒袭肺，肺失宣降，气逆而咳；湿浊聚而成痰，停于咽喉；化热蕴肺，表现鼻部疼痛、干燥。

雾霾是雾和霾的组合，雾霾导致空气质量下降，从而影响人的身体健康。尤其会造成呼吸系统、心血管系统等方面的损害。严重的雾霾天气下，不轻易出门，要出门得做好防护措施。

陈皮有三大功效：畅通脏腑之气、化除体内湿邪、调和脾胃功能。

陈皮作为中药更为神奇之处，就是它能"遇升则升、遇降则降"。陈皮配药，能将药效发挥到最大功效；陈皮配普洱茶，更能提升普洱茶的品饮口感与养生保健价值；当然与其他食材或药材搭配，发挥辅助作用也是它的专长。新会陈皮具有理气降逆、调中开胃、燥湿化痰等功效，对人体有一定的药理调节作用。

柑普茶蕴含茶物质和陈皮的药理功能，能够润肺生津、理气、预防动脉硬化。雾霾天气下，常喝柑普茶可以减轻雾霾对身体的伤害。

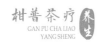

体质与柑普茶

1.什么是体质

体质是人体生命活动中，在先天禀赋和后天获得的基础上所形成的形态结构、生理功能和心理状态方面综合的、相对稳定的固有特质，是人类在生长、发育过程中所形成的与自然、社会和环境相适应的人体个性特征。

每个人的体质都具有相对稳定性，同时也具有一定范围内的动态可变性、可调性。正因为体质的相对可变、可调性，通过调养，可以使体质向好的方面转化。

辨体质选茶是养生的重要基本功之一，从茶的生长地区来看，有东南西北的不同，更有寒热温凉的区别，炮制加工过程也有所不同，严格地说，因为体质不同，所以并不是喝所有的茶都对身体有益。

人的形体有高矮胖瘦，人的个性有柔有刚，人的精神有低沉有高亢，人的先天禀赋有强有弱，这些都应区别对待。一般来说，胖人多痰湿，多畏寒，多气郁；瘦人多火，多湿热，多阴虚。南方人多火，体质多偏于阴虚、湿热；北方人多寒，体质多偏于阳虚、痰湿。从生活方式来讲，吸烟者多偏湿热，多有阴火、痰湿；而嗜酒者则多偏于阴虚阳亢，下焦湿热。从职业来讲，知识分子和办公室一族多好静恶动，因而体质上多外实而内虚；而体力劳动者，多好动恶静，因而在体质上多外虚而内实。在饮茶方面，有的人偏嗜于某种茶，这样在长期的饮茶习惯影响下，体质也会发生变化。而有的人从不饮茶，则刚开始饮茶时，一在量上要轻，二在质上要柔，三在饮茶时间上要选择较为平和的时期。

1978年，王琦明确提出了"中医体质学说"的概念，并于1982年主编了第一部中医体质学专著。中医体质学说是以中医学理论为主导，研究人类各种体质特征特点，用以分析疾病的反应状态、病变性质类型的生理、病理发展趋向，从而指导疾病预防和治疗的一门学说。中医体质学说提出了体质是由先天遗传和后天获得所形成的，是个体固有的、相对稳定的特性，与人的心理状态具有相关性。中医体质学说将体质分为平和质、气虚质、阳虚质、阴虚质、痰湿质、湿热质、血瘀质、气郁质、特禀质九个类型。

在九种体质里面，平和质属于健康的状态，而其余的八种体质可视为亚健康状态。这些体质之间并非一成不变，社会环境、个人的饮食习惯、人际关系以及工作状态的改变都有可能引起体质发生变化。通常是其中一种体质占主导地位，而同时兼有其他一到两种的体质，随着身体的变化，身体转向健康强壮或功能减退、衰弱，占主导地位的体质也会发生变化。

2.柑普茶之性

（1）小青柑

茶疗属性：四气属凉至平，性主发散，可引气向上，主要作用在心、肝。

小青柑生茶功效：清肝明目，提神醒脑。青皮可疏肝破气、化痰散瘀，适合体质燥热人群，体质寒凉者气虚者少饮小青柑生茶新茶。

小青柑熟茶功效：化痰散结，消积化滞。适合胸胁胀痛、疝气人群饮用，气虚者少饮小青柑熟茶新茶。

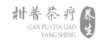

（2）二黄柑

茶疗属性：四气属平至温，性主发散，主要作用于肺、胃。

二黄柑生茶功效：止咳化痰。改善呼吸道炎症、口腔炎症等，适合体质燥热人群饮用。

二黄柑熟茶功效：运脾消食，祛湿化痰。适合脾胃虚弱及体质寒凉者饮用。

（3）大红柑

茶疗属性：四气属平至温，性主收降，主要作用于胃。

大红柑生茶功效：消食下气，生津止渴。适合体质虚热人群及食用海鲜较多的人群饮用。

大红柑熟茶功效：温阳活血，调理肠胃，消滞去腻，逐痰下气，祛风醒酒。适合人群广泛，脾胃虚弱及体质寒凉者均可饮用。

3.人体体质特征

（1）平和质 —— 注重与心境结合

平和质是指阴阳平和，脏腑气血功能正常，先天禀赋良好，后天调养得当的人，对四时寒暑及地理环境适应能力强，患病少的体质。平和质人群以体态适中、面色红润、精力充沛、脏腑功能状态强健壮实为主要特征。

这类体质人群饮食好、睡眠好、性格开朗、社会和自然环境适应能力强。

平和质属于健康的体质。当人处于一种平衡的状态，身体里各种功能的运作是正常的，对食物的吸收和消化功能是均衡的。对于平和质的人群来说，各种类型柑普茶都可以喝，不过如果能结合四季的变化来喝，可能会喝出不同的韵味。春，万物待发，宜喝小青柑生茶，与春的气息同步；夏，炎炎日下，宜喝二黄柑生茶、大红柑生茶、陈皮普洱生茶，帮助身体里的热气蒸发；秋，秋高气爽，宜喝小青柑熟茶，温和不燥，可与蜜、与花、与奶搭配，营造不同的心理体验；冬，冬藏收敛，宜喝二黄柑熟茶、大红柑熟茶、陈皮普洱熟茶，养一冬之气，待来年萌发。

（2）阳虚质——陈皮普洱熟茶、陈皮普洱生茶

"阳"在中医学里主要是指人体温暖的、生长的等方面的功能。阳虚即人体脏腑功能活力不足，温煦功能减退，可出现恶寒喜暖的症状。因此，这种体质的人平时畏寒喜热或体温偏低，耐夏不耐冬，喜食温热食物；对外界的寒湿邪气反应也很敏感，冬天容易生冻疮；受到病邪侵袭后多也化为寒证，病程中也不容易发热或出现热势低等阴盛阳虚的表现。补阳的食物或药物都有御寒的作用，尤其入冬后食用这类药物或食物对畏寒的阳虚体质者能提高其抵抗能力。

阳气在人体内具有温煦、推动、兴奋、升腾、发散等作用。阳虚易导致消化不良，腹泻，舌有齿痕，精神不振，黑眼圈，夜尿频多。阳虚质的人，生命力不旺盛，性格安静，易得抑郁症。同时，阳虚质的人，内分泌功能减弱，机体代谢水平降低，导致体内热量消耗减少而引发肥胖。调理阳虚最好的方法是运动，运动可帮助人体提升生命的活力，使体内阳气上升，改善体质。同时可配合喝些柑普熟茶，帮助调理胃肠的功能，饭后或吃饭的时候喝效果最好。调理阳虚的原则是补肾温阳，益火祛寒。

（3）阴虚质——宜少饮茶

阴阳者，水火也。"阴"如同水，在人体内则包括精、血、津、液等。阴虚质是指由于体内精、血、津、液等水分亏少，以阴虚内热和干燥等表现为主要特征的体质状态。

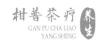

"阴"就好比生活中的水分，阴液亏少，机体失去水分的濡润滋养，就好像生火做饭时火太大、水太少一样，所以阴虚质常见表现主要分为两大类：干燥和虚热。比如皮肤偏干、易生皱纹、眩晕耳鸣、两目干涩、视物模糊、鼻微干、口燥咽干、大便干燥、小便短、舌少津少苔、脉细等；同时由于阴不制阳，阳热之气相对偏旺而生内热，故表现为一派虚火内扰的证候，如手足心热，口渴喜冷饮，面色潮红，有烘热感，唇红，睡眠差，舌红脉数等。

阴虚水少，所以阴虚质的人一般形体瘦长，虚火内扰则表现为性情急躁，外向好动、活泼，犹如古典名著《西游记》中的孙悟空一样；阴虚则火旺，所以不喜欢阳热炽盛的夏季，也不喜欢气候干燥的秋季，反而喜欢阴盛偏寒的冬季，因为冬季的阴寒可以制约体内的虚火，使人体感觉舒爽。

阴虚是体内阴气阴液不足，机体缺少阴液的滋养，也就是阳多阴少。正常情况下，阳升阴随，当阳气上升，阴液随行，当阴气不足的时候，阴气便不能提供足够的津液供阳气运行，而导致阴阳失衡。阴虚质的人，皮肤粗糙、干燥、易起色斑，心烦失眠，手脚发热，头晕易累，形体消瘦。阴虚质的人要注意补阴清热（通过补阴达到清热的目的），滋养肝肾。阴虚质的人不能喝温热的茶，因温热的茶更容易伤阴；也不能喝性凉的茶，由于太凉的食物会伤脾胃，使本来就相对不足的阴液更加缺乏。

（4）气虚质——陈皮普洱熟茶

气虚质即气虚体质，气虚体质和阳虚体质比较相近，从性质上来说，属于虚性体质。气虚体质的人肺脏功能和脾脏功能较弱。

气虚质的人，体内元气不足，气的推动、温煦、防御、固摄、气化的功能减弱。因为免疫力弱，易患感冒，故饮食上要注意益气健脾。作息要有规律，早睡、避免熬夜有助于元气的恢复。同时气升降逆收，经常躺在床上，也影响气的运行，重要的是动静调适有度。

气虚质的人应少喝或者不喝未发酵和轻发酵的茶。适合红茶中的祁红、滇红，焙火乌龙茶中的岩茶、单枞，以及普洱熟茶。这些茶都属温和型，具有很好的提神、消除身体疲劳和止汗的作用，对一些气虚体质患者经常出现的疲倦、盗汗、倦怠等症状有着很好的治疗作用。

气虚质的人适合喝柑普熟茶，普洱熟茶中的茶褐素可提高机体的免疫功能、抗疲劳、助消化、护胃、养胃。另外，年份久远的普洱熟茶对人体养气有一定的帮助。

（5）痰湿质——二黄柑（熟茶）、大红柑（熟茶）

痰湿质主要是指形体肥胖，腹部肥满而松软，易出汗且多黏腻，经常感觉脸上有一层油的人群。

"肺为贮痰之器"，痰浊停肺，肺失宣降，则胸闷，多痰；"脾为生痰之源"，故痰湿质者多喜食肥甘；痰湿困脾，阻滞气机，困遏清阳，则容易困倦，身重不爽；痰浊上泛于口，则口黏腻或甜；脾湿内阻，运化失健则大便不实，小便微浑；水湿不运，则小便不多。舌体胖大，舌苔白腻，脉滑，为痰湿内阻的外在表现。

痰湿质的人脾失运化，水液留滞，生湿、酿痰。其次，由于血液黏稠度较高，血气运行不畅，而显得贪睡无力。痰湿质的人体胖而肌肉松弛，易出汗，面部皮肤和毛发油腻，大便次数多，不成形，小便频繁，尿量多，浑浊起泡沫。痰湿体质的人易引发高血压、高血脂和高血糖。中医治痰湿提出"应先疗湿，若想治湿，先疗脾胃，若想治疗脾胃，先要保证气血的通畅；若想保证气血的通畅，先要调理气虚、血虚"。从问题的根源入手，先调气，再调脾胃。

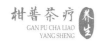

痰湿质的人"心宽体胖"是最大特点，腹部松软肥胖、皮肤出油、汗多、眼睛浮肿、易困倦。

痰湿质的人应要注意清淡排毒，可泡一些老乌龙或老黑茶。最好喝熟茶即红茶。建议煮姜枣茶喝，也可以泡姜片加红枣（红枣掰开）、枸杞代茶饮。

痰湿质的人还可喝陈皮荷叶茶，陈皮理气健脾，调中燥湿化痰，主要治疗消化系统疾病和呼吸系统疾病，如脾胃气滞之脘腹胀满或疼痛、消化不良，湿浊阻中之胸闷腹胀、纳呆便溏，痰湿壅肺之咳嗽气喘等。荷叶茶主要有减肥、降血脂的功效。在荷叶茶里加上几片陈皮，可以治疗消化系统的疾病，所以陈皮荷叶茶不但能减肥，而且针对痰湿型肥胖者可起到对症治疗的作用。

痰湿质的人适合喝柑普茶，用陈化三年的陈皮加熟普制作而成的柑普熟茶，有健脾和胃、行气宽中、燥湿化痰的功效。如果用的是新会陈皮则效果更佳。而普洱熟茶降三高的效果有助于帮助痰湿质的人疏通气血，达到预防保健的目的。

（6）湿热质——二黄柑（生茶）、大红柑（生茶）

湿热质是以湿热内蕴为主要特征的体质。湿热质人群除了皮肤油腻、容易长痘和口苦口干、唾液黏稠这些特征外，还有身体困重、容易心烦急躁、胸闷、食欲不好、口臭、舌质偏红、苔黄腻、大便黏滞不爽或燥结，小便短黄等症状。

中医学认为，湿浊是一种侵害人体的邪气，有内湿和外湿之分。内湿是由于脾的功能失调，不能正常运化和输布身体的津液而导致"水湿内停"。外湿则是由于长期生活在潮湿的气候环境中，或者居住的环境太潮湿，或者淋雨涉水感受湿邪，使得湿邪由外侵入人体。两者相互独立又相互联系，体内有湿的人比一般人更容易感受环境中的湿邪。

　　重浊、黏滞是中医学对湿邪特点的归纳，如身体沉重，像是被裹住的感觉，湿邪一旦侵入人体不能很快祛除。湿属于阴，热属于阳，湿邪化热，热邪即可与水湿并存。湿邪和热邪主要伤及脾胃。脾的运化功能受阻，郁结于内，所产生的毒素便以痘、疮、疥和黄疸等表现于皮肤。湿热体质的人口臭、体味大，面色黄暗、油腻，易牙龈红肿，大便燥结或黏滞，小便发黄、味大，情绪急躁。湿热质的人应疏肝利胆，清热祛湿。

　　湿热体质的人宜喝柑普生茶，普洱生茶清凉，可清热、解毒、消暑、消食、清理肠胃。柑普生茶中的陈皮长于燥湿理气，但要注意的是生茶对胃有刺激作用，不宜空腹喝。喝时可用闻杯，先嗅茶香，再喝热茶。茶香中含有芳香物质，可以帮助打开人体的毛孔，增强气的推动，让湿气顺着毛孔散发出来。

　　（7）血瘀质——小青柑（熟茶）

　　血瘀质的人，多见面色晦滞，眼周暗黑，肌肤甲错，易出血，有时在不知不觉中出现皮肤瘀青，口唇黯淡或紫，舌质紫黯有瘀点，或见片状瘀斑，舌下静脉曲张，脉细涩或结代。女性多见痛经，闭经，或经色紫黑有血块，崩漏。瘀血内阻，气血不畅则出现头、胸胁、少腹或四肢等处刺痛，痛处固定，甚至夜晚低热，口唇青紫或有出血倾向，吐血，解柏油样大便等，或腹内有癥瘕积块。故血瘀质的人性格内郁，心情抑郁，烦躁健忘。

　　中医学认为，血瘀体质的形成与先天遗传有关，后天多有手术或外伤史。如果长期心情抑郁，气血不畅也可以成为瘀血的病理基础。故血瘀体质的人培养乐观的情绪，调畅心情十分重要。精神愉快则气血和畅，营卫循环，有利血瘀体质的改善。反之，苦闷、忧郁则可加

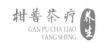

重血瘀倾向。血瘀体质者在冬季静卧不动易加重气血瘀阻，而多做有益于心脏血脉的活动，如跳舞、打太极拳、做健身操、保健按摩，可以促进气血运行，有助于活血行瘀。

不通则痛。血瘀质的人，血凝滞，气郁积。气血流动不通畅，则寒邪入血凝滞；或情志郁结，气郁血滞；或津血亏虚，血结停滞；甚或久病体虚，阳气不足，不能推动血液运行而血瘀。血瘀体质的人，易患心、脑血管疾病，皮肤有瘀青，妇女则容易痛经，起黄褐斑。调理治疗宜活血化瘀，疏肝理气。

血瘀质的人平时多培养一些兴趣爱好，结交朋友。茶道可以令人情绪安静，平复烦躁的状态。品茶的过程可让人的节奏慢下来，恢复心境的平和。平时多听柔和、明快的音乐，五行中角调的音乐，用排箫、洞箫、笛子演奏的乐曲可起到疏肝理气的作用。血瘀质的人宜喝小青柑（熟茶）。熟茶中的茶褐素有助于消除血管垃圾，推动血液循环，小青柑的青皮有疏肝破气功效，是清理瘀血的常用中药。

（8）气郁质——小青柑（熟茶）

气郁体质是由于长期情志不畅、气机郁滞而形成的以性格内向不稳定、忧郁脆弱、敏感多疑为主要表现的体质状态。处于这种体质状态者，多见于中青年，以女性多见，性格多孤僻内向，易多愁善感，气量较狭小。气郁体质者的发病以肝为主，兼及心、胃、大肠、小肠。气郁质的人易伤情志及饮食，易产生气机不畅，如郁病、失眠、梅核气、惊恐等，现代研究此类体质的人易生肿瘤。调理治疗宜调畅情志，疏通气机。

抑郁质的人多数是气郁体质，多与情志失调有关。气郁质的人在工作压力下较容易出现烦躁不安，如果未能及时疏导情绪，进一步可发展为抑郁。另外，人在经历一些重大的变故，例如：亲人的离世、情感的变故、失恋或离婚都有可能导致抑郁。在机体的变化上可表现为乳腺增生、经前期综合征或月经延迟、慢性胃炎、失眠、甲亢。气郁质的人要学会保持心情舒畅。

《金匮要略》中有"见肝之病，知肝传脾，当先实脾"之说，见肝之病，应该认识到此病最易传脾，在治肝的同时，要注意调补脾脏，使脾脏正气充实，防止肝病蔓延。青皮为疏肝理气的常用中药，普洱熟茶有健脾的功效，二者合成的小青柑熟茶，可疏肝健脾理气，尤其适合气郁质人群。

（9）特禀质——二黄柑（生茶）、大红柑（生茶）

特禀质是由于先天禀赋不足等因素造成的一种特殊体质，包括先天性、遗传性的生理缺陷与疾病，过敏反应等。特禀体质的人除与遗传有关外，与后天的环境因素也有很大的关联。

人体内有保护性的免疫反应系统，当外来物质侵入人体时，人体通过免疫淋巴细胞产生免疫球蛋白，吞噬入侵物质。而特禀体质的人，出现过激的免疫反应时，将一些对人体不会产生伤害的外来物质视作入侵者，对其进行吞噬，从而伤害了机体的某些正常功能，引发局部或全身性的过敏性反应。

过敏体质的人，食物和季节的转换、环境的变化都有可能产生过敏。过敏体质的人免疫力差，只有提高机体的免疫力才能改善体质。

特禀质的人适合喝二黄柑生茶和大红柑生茶，由于茶中富含的多酚物质和氨基酸能调节细胞生理功能，介入炎症反应，参与免疫和组织修复，可有效帮助提高机体的免疫力。

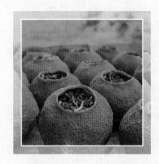

第六章
柑普茶的价值

中华文化一直伴随着茶叶的馥郁芬芳，茶品的品鉴与收藏，也得以传承至今。

茶疗根植于中医药文化与茶文化，将药与茶结合，能防疾病、强体魄、安心神、润喉肠。

全生晒柑普茶以柑皮与普洱茶为结合，带着新会与云南的乡土气息以及阳光气息，融入岭南文化特色，成为颇具特色的时尚养生茶品。

作为一款健康时尚的茶疗产品，"可饮可藏""芳香健康"是全生晒柑普茶最显著的特点。

品饮价值：回味甘润

柑皮与普洱的结合，可谓天降之缘，起初是偶然，后来是必然。它们各自独立时，已经是难寻的美味；而当互相交融在一起，并经过阳光的洗礼，又能碰撞出新的人间至味，诞生一味绝妙的仙茗。

曾经有很多人买茶叶追求单株，实际上，单株难于满足消费者对于口感丰富性的追求，好的茶叶拼配出来的口感更让人惊艳。

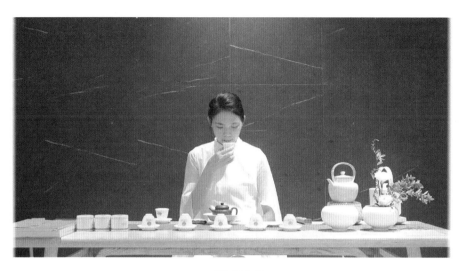

△品饮柑普茶

新会茶枝柑具有十分特别的香味，并且在制作、成品的过程中，普洱茶长期吸附柑皮的果香，茶为君，柑为臣，君臣有序，相与宣摄，柑皮和茶叶互相汲取优点，柑普茶真正让新会柑清醇的果香味和云南普洱茶醇厚甘香味交融在一起，清甜甘醇，成就了茶界的一个奇迹。

全生晒工艺是柑普茶制作的创新之举，选用古树普洱年份茶与新会核心产区柑，巧妙地将茶叶放进新会柑内，通过全生晒工艺，在20天阳光的洗礼下，形成温和"发酵罐"，使得茶和柑在微生物的作用下，自然发酵、氧化、彼此气味交融、成分渗透，使得普洱与陈皮融为一体、浑然天成，并重塑了茶性，造就独特品味和品质。

通过新会不同产区的圈枝柑、驳枝柑、小青柑、二黄柑、大红柑以及不同年份的陈皮等与云南不同产区、不同山头、不同树龄、不同年份的茶拼配，可创造多种口感的全生晒柑普茶，加上随着时间变化带来的口感层次变化，弥补了口感的单一性，丰富了人们对于柑普茶口感的追求。

尤其是全生晒柑普生茶，香气口感层次丰富，带有果香、木香、

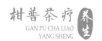

花香、蜜香等不同的香气，充满大自然阳光的气息，并且茶气很足。尤其是采用树龄较高的普洱茶为原料，它的口感层次、茶气以及耐泡度等都更为突出，体感反应更明显。

存放三年以上的柑普茶，转化为陈皮柑普茶，随着时间延长，其陈皮的陈香药香渐渐释放出来，而茶的活性、鲜爽感仍在，两者浑然天成，口感既有年份老茶的那份历史岁月的厚重、药香、淳滑，又有新茶的活性、鲜爽、阳光气息的味道，果香、木香、花香、蜜香，口感层次丰富，山头风格明显，每一泡都不同，带来前所未有的口感新体验。

全生晒柑普茶适合长期存放，并随着时间的演变，柑皮（陈皮）与普洱的香气成分不断地发酵和转化，每一月，每一年，口感和香气都有变化，发展空间巨大，越陈越香，越陈口感越丰富。加上古茶树的稀缺性以及由生晒柑普转化为陈皮普洱的稀缺性，每一颗全生晒柑普茶，都显得弥足珍贵。

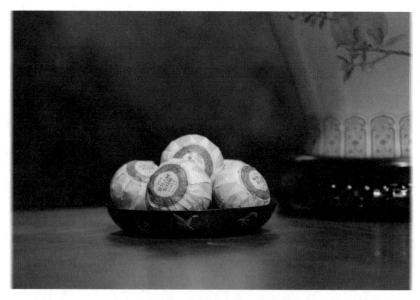

△弥足珍贵的全生晒柑普茶

健康价值：1+1+1 > 3

药食同源是中医保健养生之要领，茶叶之所以受到人们的欢迎，除了它是一种好饮料之外，还在于它的养生保健和治疗作用，柑普茶是当今别具一格又具保健养生功能的茶品。

柑普茶之柑实为柑果之皮，又名柑皮、橘皮、果皮，是常用中药。"同补药则补……同升药则升，同降药则降。今天下多以广中来者胜。江西者次之。"（《本草纲目》）广中即新会。

明代李时珍的《本草纲目》说新会陈皮"能泄能燥，辛能散，温能和，其治百病，总取其理气燥湿之功"。

柑普茶之茶乃普洱茶，同样具有较好的保健作用。国内外专家临床试验证明：普洱茶具有降低血脂、减肥、抑菌、助消化、暖胃、生津、止渴、醒酒、解毒等多种作用，其在日本、法国、德国、意大利和我国有"美容茶""减肥茶"益寿茶""窈窕茶"之美誉。

陈皮和普洱茶以陈为贵，越陈保健功效越好，是养生保健佳品。陈皮以"和"著称，它能和百药。新会柑皮（陈皮）香滑回甘，云南普洱茶醇厚甘甜，柑与普的结合，传统晾晒中阳光"扶阳"的作用，使得两者有效成分保留最多，品相在同等产品保持最佳，其形成的健康效果不仅是1+1=2，而是1+1+1 > 3的。

全生晒柑普茶不仅能发挥新会陈皮理气的保健功效，还兼具陈皮和普洱茶的优点，具有理气调中、燥湿化痰、驻颜养容、降脂减肥以及延缓衰老、软化动脉和醒酒等作用。

全生晒柑普茶集美味与健康一体，为大众提供了一种可以每天在

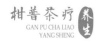

愉悦的享受过程中实现养生的健康新生活方式。

大量研究数据表明，全生晒柑普茶是一款具有清、补、运平衡养生作用的茶品，常饮可预防和降低疾病发生概率，远离疾病痛苦，提升体魄和工作效率，并让健康养生趋于简便，日常品饮可达到养生保健作用，同时也可降低医疗成本，未来或许有机会成为万千国人药食同源预防疾病的大健康茶饮品。

产业和社会价值：乡村振兴

柑普茶带着新会与云南的乡土气息，并融入岭南的文化特色，成为颇具特色的时尚茶饮。柑普茶从2015年大规模进入市场，经过多年的发展，已得到广泛的认可。

小小柑普茶，不仅带动起当地及周围的农民就业，帮助农民提升劳动技能，更衍生出很多以陈皮为主的食品产业，带动了茶产业链条上的多个产业，铺设了柑普茶产业和原料生产基地的发展基础。

近年来，对陈皮、茶叶、柑普茶的研究和应用，以及其健康养生作用的推广，加上消费者日益增长的健康养生需求，刺激了市场对陈皮、柑普茶产品的需求，也造就了陈皮及柑普茶市场的热度。

市场的需求刺激产业的发展，新会柑和陈皮，撬动了一条规模庞大的产业链，已形成药、食、茶、健、文旅、金融六大类，超百种产品。

从小众产业，到区域品牌逐渐发展，再到全国知名产业，柑普茶产业不断做大做强。

全生晒工艺制作的柑普茶，不但能有效利用茶和陈皮资源，延长产业链，解决产能过剩危机，缓解日益突出的产销不平衡矛盾，而且还能大幅提高茶产品技术含量和附加值，优化普洱茶与陈皮产品结构，促进产业发展。

柑普茶的产业发展依靠茶农，在柑普茶产业的发展中，培育更多的新茶农，提高壮大高素质茶农队伍，正是柑普茶产业突出的社会价值。小小的柑普茶产业，落实在千千万万的果农、茶农中，更落实在东西部协调发展、乡村振兴的战略进程中。

文化价值：海外传播

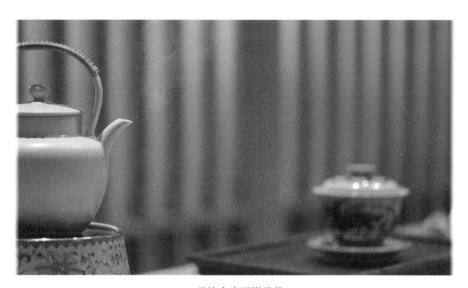

△品饮全生晒柑普茶

我国乃文明古国、礼仪之邦，最是重视人与人之间来往的礼节。茶为国饮，它是礼仪与文化的载体，因茶生礼，又因礼使得茶韵更加浓厚。

茶起源于中国，盛行于世界。茶的广袤、丰盈、包容，让它自古

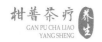

以来就成为与世界沟通的重要载体。茶既是全球同享的健康饮品，也是承载历史和文化的"中国名片"。

全生晒柑普茶亦然，其不仅带着新会与云南之乡土气息，还融入岭南之文化特色，是中华文化传承和创新的充分体现，也是中医药与茶文化双国粹的创新融合典范。

自2018年以来，全生晒柑普茶作为对外文化传播交流茶礼，已礼赠60多个国家驻华使节，并被选为上海合作组织20周年元首峰会纪念茶礼，向国际友人展现新时代的中国茶文化。

作为中华文化的典型代表，全生晒柑普茶已成为传播中华优秀茶文化的桥梁，是展现文化自信的重要方式。

收藏价值：越陈越香

对于柑普茶来说，市场上原来并没有"投资收藏"的概念，早年经营柑普茶的商家只有"快销茶"概念，工艺多为烘焙，绝大部分生产柑普熟茶，新手入门快、不排斥。

2016年后，逐步兴起"生晒柑普茶"，生晒"新会柑＋山头普洱生茶"逐步走进大众视野，越陈口感层次越丰富、越具有健康价值，让年份柑普茶热度升温。

"他药贵新，此药贵陈"，陈皮是储存年份越久，其药用价值越高；普洱茶有着"可以喝的古董"之美誉，以其独特的"越陈越香"的特征受到人们的喜爱和追捧。

铜与锡的结合铸就了青铜时代，成为人类文明史上里程碑式的一个阶段。普洱茶与陈皮的合体在茶文化中也意义深远，由均以"陈"

著称、富有生理活性的新会陈皮和普洱茶组成，二者的结合产生了积极的"化学反应"。作为一款底蕴厚重、唇齿留香、健康养生的上等佳作，全生晒柑普茶所扮演的角色早已不仅限于品鉴，其收藏与投资价值也将会获得越来越多消费者的认可。

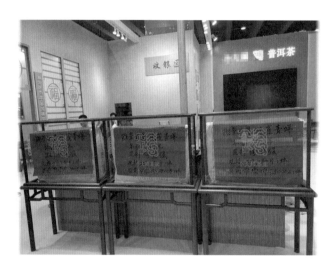

△越陈越香的普洱茶

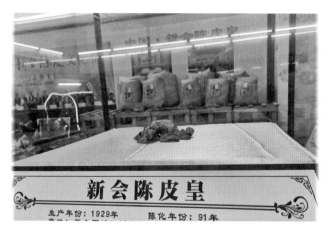

△新会陈皮皇

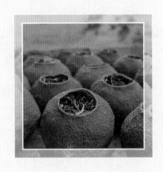

第七章
柑普茶的品鉴与冲泡

柑普茶的品鉴

1.柑普茶的感官特点（表7-1-1，表7-1-2）

表7-1-1　柑普生茶的感官特点

项目	要求			
	特级	一级	二级	三级
外形	茶叶黄绿、匀整、肥嫩紧结，芽毫显；柑皮色泽油润，金星密布	茶叶绿黄、匀整、肥壮紧结，芽毫较显；柑皮色泽较润，有金星	茶叶绿黄、匀整、肥壮紧结，显毫；柑皮色泽尚润	茶叶黄褐、较匀整、紧结，较显毫；柑皮色泽欠润
香气	茶香果香协调、高锐、持久	茶香果香协调、持久	果香显露，持久	果香明显
滋味	浓醇甘爽	较浓醇甘爽	浓厚回甘	较浓厚回甘
汤色	橙黄明亮	黄亮	黄亮	浅黄，尚亮
叶底	柔嫩显芽，匀齐	柔嫩有芽，较匀齐	肥嫩匀齐	肥嫩较匀齐

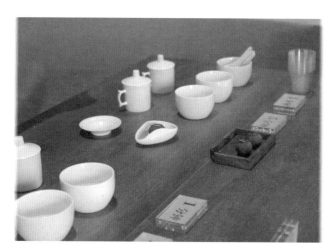

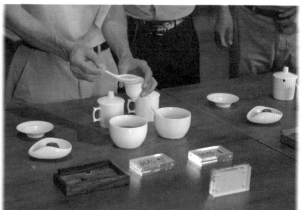

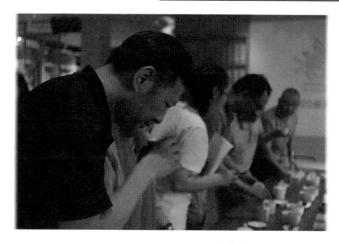

△柑普茶审评

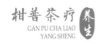

表7-1-2　柑普熟茶的感官特点

项目	要求			
	特级	一级	二级	三级
外形	茶叶红褐润、紧细、匀整、显毫；柑皮色泽油润，金星密布	茶叶红褐润、紧结、匀整、较显毫；柑皮色泽较润，有金星	茶叶红褐润、较紧结、匀整、尚显毫；柑皮色泽尚润	茶叶红褐、尚紧结、较匀整、稍显毫；柑皮色泽欠润
香气	柑香和茶香浓郁丰富，持久	柑香和茶香较丰富，较持久	柑香和茶香纯正，尚持久	柑香和茶香纯正
滋味	浓醇回甘	较浓醇回甘	浓厚回甘	较浓厚回甘
汤色	红艳明亮	深红明亮	红浓尚亮	褐红尚亮
叶底	红褐柔嫩、匀齐	红褐较柔嫩、较匀齐	红褐尚柔嫩、尚匀齐	红褐欠柔嫩、较匀

2.柑普茶的品鉴

一颗优质的果茶型柑普茶，拆开绵纸后，油包饱满而圆润的柑果跃然而显，打开盖子，是条索清晰而紧实的普洱茶，生茶墨绿、鲜润、幼嫩显毫，熟茶金芽显露。凑近鼻尖，柑普茶特有的阳光气息和果香、蜜香直冲而来，存放年份较高的柑普茶，还带有陈皮独有的陈香。

柑普生茶较之柑普熟茶，其柑果香更为高锐，带有春天的气息，更让人沉醉其间。冲泡之后，果香、茶香恰到好处，且层次丰富，唇齿留香，杯底留香，茶香四溢。

柑普生茶具有明显的原生态古树茶特有的醇和大气，滋味浓厚悠长，汤色金黄明亮、滋味饱满、鲜爽、甘甜、绵滑、喉韵明细绵长、回甘迅猛、持久生津，穿透力强，满口余香甜柔，口腔和喉部始终甘润。柑普生茶既有普洱生茶口感的"够劲"，又有柑皮、陈皮口感的"甜蜜"，口感层次更加丰富、醇厚而又细滑，茶气十足，山头风格明显，充满大自然的气息和阳光的味道，带来全方位的味蕾盛宴享受。

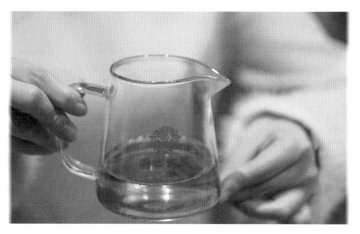

　　柑普熟茶既具有古树普洱熟茶的山头风格，汤色红浓明亮，香气馥郁而沉稳，滋味绵厚有包裹感，又有在柑皮和阳光的加持下，柑普茶独特的韵味，口感霸气、醇厚顺滑，齿颊留芳，甘泽润喉，层次丰富，余韵悠长。普洱熟茶口味甜、滑、爽相混而生，醇厚而野韵十足，层次更加丰富，回甘迅猛，喉韵甘润持久，后期转化令人期待。初泡是浓郁的陈皮味，4～5泡之后普洱茶山头风韵显，其稳定耐泡，随即6～16泡口感最佳，喉韵处处彰显个性。

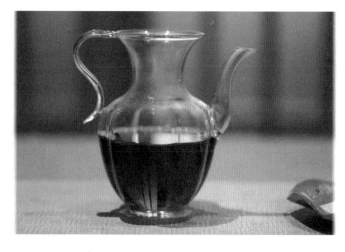

△柑普熟茶品鉴

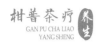

柑普茶历经三年时光沉淀转化的陈皮柑普茶，不仅陈皮的陈香药香味已出来，而且茶的活性、鲜爽感仍在，两者浑然天成，香气变得更加饱满纯和，香韵层次变化也更为丰富、醇厚悠远，口感既有年份老茶的那份历史年轮的厚重、药香、醇滑，又有新茶的活性、鲜爽、阳光气息的味道，造就了喉韵鲜甜、回味悠长的口感极致体验。

不同年份的普洱茶料所制的柑普茶，体感不同：300年左右古树茶，茶气在丹田，让人感到温热；500年左右古树茶，茶气往上涌至喉咙，令人背部发热，微微出汗；1000年左右古树茶，口感和体感霸气十足，茶气贯通全身，令人背部发热，全身发汗，肠胃通气，全身舒畅。

柑普茶的冲泡

1.冲泡器具的选择

冲泡柑普茶可根据不同的应用场景选择不同的冲泡器具，银制、紫砂、瓷制、玻璃等材质的器具皆可。

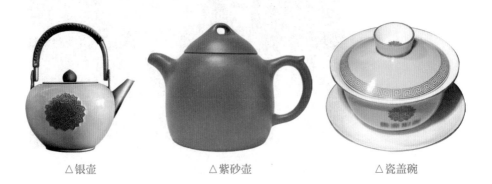

△银壶　　　　　　　△紫砂壶　　　　　　　△瓷盖碗

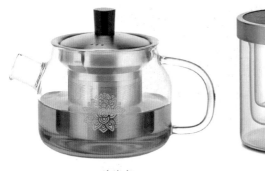 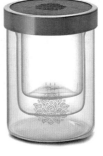 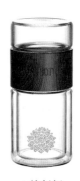

△玻璃壶　　　　　　　△个人杯　　　　△旅行杯

2.小青柑的冲泡

（1）冲泡要点

1）整颗冲泡："便捷""一颗一泡"是小青柑的特色，所以更推荐一整颗冲泡的方法，这样可以保证小青柑的完整性，以及茶叶的完整性。

2）捏出3道裂痕：在冲泡的时候需要捏开柑皮，否则茶叶被裹在柑果里面，没有足够的空间释放茶叶物质，茶味则出不来。部分熟茶原料，例如宫廷熟茶较散，可不捏开。

3）必须保证水温100℃，以便于茶味更好地泡出来。

4）每泡间隔时间不要太长，以保持温度。

5）按照自己的喜欢选择泡茶器具。

6）茶味淡后，可根据喜好和需求进行煮茶。

（2）冲泡方法

第一步：备器

盖碗（或其他泡茶器具，以下流程以盖碗为例）、公道杯、茶杯、茶夹、杯垫、茶巾、茶海、滤网（如冲泡到后面需要煮茶时，则同步准备煮茶器），准备就绪，开始烧水，进行下一步。

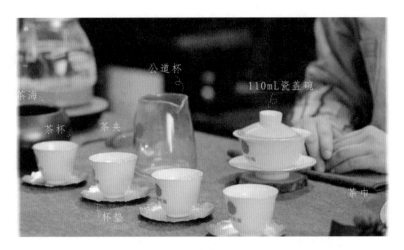

△备器

第二步：取茶

轻轻剥开绵纸，露出柑果。剥开绵纸后，可以闻到一股清新的柑果香。

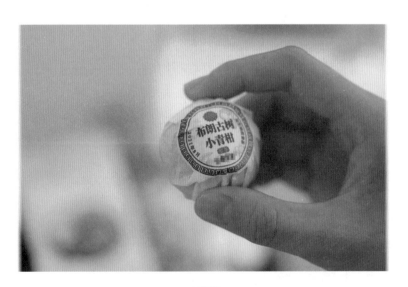

△取茶

第三步：闻干茶香

将盖皮掀开丢弃，闻香。

第四步：拆果

双手环握柑果，大拇指叠加，用力按捏柑果边缘处，捏出3道裂痕，以便于茶叶舒展和物质释放。阳光全生晒制的小青柑，柑皮捏起来的声音非常清脆。

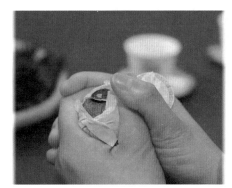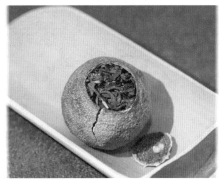

△拆果

第五步：温洗茶具

用100℃的水温洗茶具，通过温洗茶具，提高茶具的温度，后期冲泡过程中才能使茶香更明显，汤感更润泽。从盖碗、公道杯到茶杯，一一温洗一遍，将废水倒入茶海中。

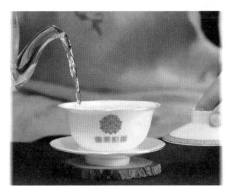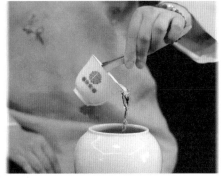

△温洗茶具

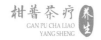
第六步：投茶

再将整颗茶直接置入盖碗中。

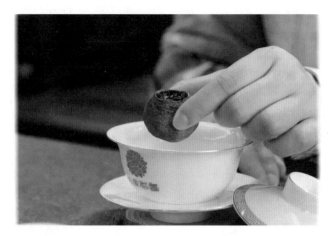

△投茶

第七步：醒茶

用100℃水温醒茶，注水一定要轻缓慢柔，从柑果顶部对着茶体细细注入，避免小青柑翻滚。让开水慢慢渗透整个小青柑，使茶叶吸收水分，充分舒展。可醒茶多次。盖上碗盖，静候10秒后出汤。醒茶的茶汤是不喝的，可以倒入公道杯后，直接倒掉。

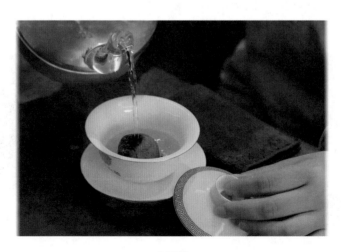

△醒茶

第八步：闻香

醒茶之后，可以闻公道杯，感受下柑普茶的天然柑香和茶的清新甜润。

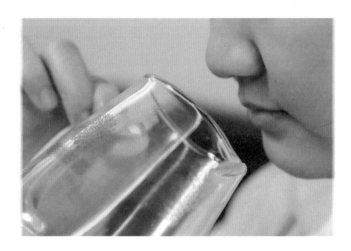

△闻香

第九步：冲泡及出汤

用100℃水温缓缓注水冲泡，注水后5～10秒出汤。冲泡时根据汤色掌握时间。出汤时盖碗缝隙越小，茶汤水路越细腻，出汤直至盖碗里的茶汤沥尽。

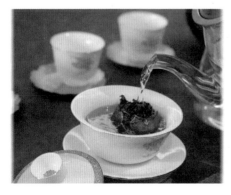

△冲泡

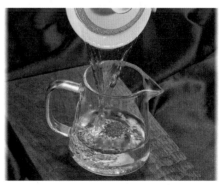

△出汤

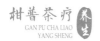

第十步：分杯

低斟茶汤，公道杯靠近杯沿，将茶汤缓缓倒出（避免香气散失和保持温度），均匀倒入品茗杯中至七分满。

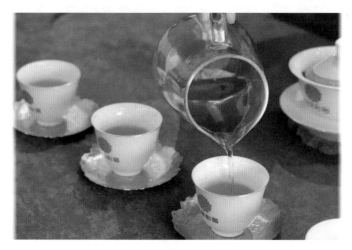

△分杯

第十一步：品茶

分完茶后，进行品饮。

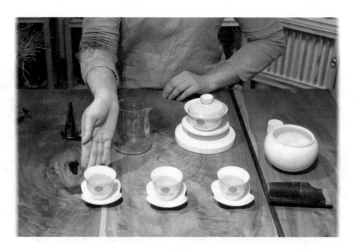

△品茗

第十二步：煮茶

冲泡的柑普茶滋味逐步变淡后，可以将茶投入煮茶器中烹煮，越往后，烹煮的时间越长。

3.二黄柑、大红柑的冲泡

（1）冲泡要点

1）拆果冲泡：拆果是整个冲泡过程中比较重要的步骤，为了保证茶叶的完整性以及冲泡过程中不出现茶渣过多的现象，尽量不去破坏茶叶。拆果技巧：①用茶针在柑果表面，轻轻撬开一个开口；②再从缝中间向左右两边轻轻撬开柑皮，直至柑皮完整脱落，茶叶尽量保持原型；③最后用茶针，从茶叶中间插入，轻轻转动，将茶叶分开。

2）根据个人口感和习惯调整冲泡时间。

3）茶味淡后，可根据喜好和需求进行煮茶。

4）除了拆果技巧，其余流程和小青柑冲泡类似。

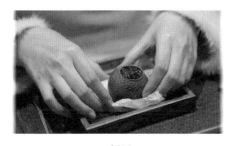
△拆果

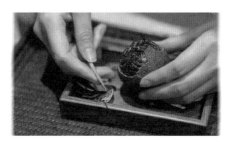
△撬茶

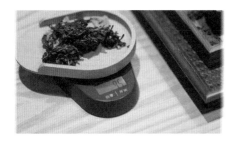
△称茶

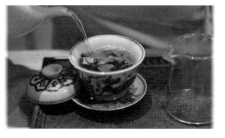
△冲泡

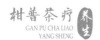

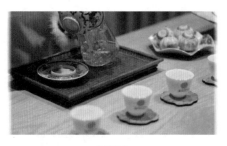
△出汤

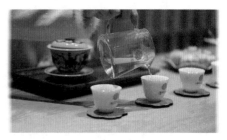
△分茶

（2）茶皮比例：可按器皿大小设置比例，容量参考如下（可按个人口感灵活调整）

120mL器皿：0.5g皮+5g茶，适宜3人左右品鉴；

150mL器皿：1g皮+6g茶，适宜5人左右品鉴；

200mL器皿：1.5g皮+8g茶，适宜6～8人左右品鉴。

为了更精准地称取茶样，建议使用电子秤来称量克数（以200mL器皿冲泡为例，可先取8g的茶，再加1.5g的柑皮）。称好的茶再倒到茶荷或茶则中备用。

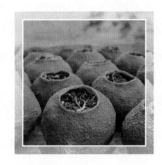

第八章
柑普茶的选购和存储

柑普茶的选购

柑普茶的选择，要注意茶的外形、特质、柑果与普洱茶的融合度等。

1.优质柑普茶的外形特点——柑普茶的外形以油润为佳

柑普生茶的色泽橙黄油润，而柑普熟茶的色泽则是红浓油润，闻起来有明显的甜感或辛感，有较为清晰的刺激性。倘若成品的柑普茶色泽枯暗，闻起来没有明显的香气，应当慎重购买。

2.优质普洱散茶的特质

优质普洱茶以条索鲜明、紧细为好。

好的原料是品质的基础，除了优质的新会柑之外，柑普茶选用的普洱茶也很重要。普洱生散茶以条索显毫、墨绿鲜润为上，好的普洱生茶带有高山韵显的沁人心脾的香气。普洱散熟茶以条索壮实、色泽

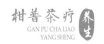

乌润为上，好的普洱熟茶香气比较清晰，以甜香或陈香为主。在选购柑普茶的时候，可以通过看外形、闻香气来了解普洱散茶的品质特征。

3.柑果与普洱茶的融合度——柑普茶的茶汤以油润饱满为上

除了外形上的了解，柑普茶的内质更为重要。相较于单一品种的茶类，柑普茶的汤色、香气、滋味更加饱满，而融合度决定了柑普茶内质是否优质。融合度是指柑普茶在冲泡的过程中，柑皮与普洱生茶和熟茶在香气、滋味中结合程度的高低。融合度高的柑普茶，香气丰富饱满，滋味醇厚甘甜，既有柑皮的清新感，又有普洱茶的厚实滋味。倘若柑皮与普洱茶，无论是香气还是滋味都出现剥离的状态，则是融合度不高的体现。

无论市场如何变化，商家如何宣传，不变的是消费者对于品质的追求。从柑普茶的外观、普洱生茶和熟茶的特征、茶汤的融合度，可以大致了解到柑普茶的品质表现，再加上价格因素的考虑，相信消费者可以购买到心仪的柑普茶。

柑普茶的存储

科学存茶是柑普茶，尤其是全生晒柑普茶收藏、升值的重要环节，一定要非常注意。柑普茶存放中，要注意防潮、防异味、避高温、避光等。

1.防潮

柑皮和茶叶都很容易吸附空气中的水分，受潮后柑皮不仅会变软，还容易发霉和长虫。特别是大红柑普洱茶，柑皮中含有微量的糖分，很容易吸引虫子。拆分过的柑普茶，一定要用密封袋封存，再放到密封罐中保存，不能让柑普茶长期暴露在空气中。

柑普茶的储存相对来说应密封，但不宜放在真空环境下，少量接触氧气，有利于柑普茶自身的转化，从而达到柑普茶"越陈越香"的效果。因此，柑普茶的内袋可以设有小气孔，但需要用密封性好的罐子密封。

建议：干燥、通风、密封（可有少量空气）保存。存储时空气湿度相对小于65%，特别是在梅雨季节，更应该注意及时防潮、通风。完整的柑普茶，可以选择密封性好的铁罐、陶瓷罐存放，或者按照购买柑普茶时的原包装保存。

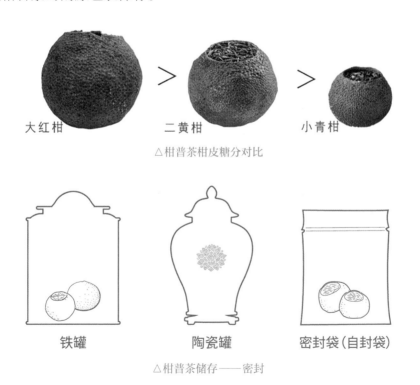

△柑普茶柑皮糖分对比

铁罐　　　　　陶瓷罐　　　密封袋（自封袋）

△柑普茶储存——密封

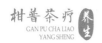

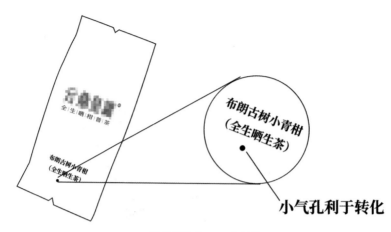

△柑普茶储存——小气孔

2.防异味

柑普茶除了喜欢吸水，还容易吸附别的味道，所以柑普茶不要与有杂味、异味的物品存放在一起，应远离油烟异味较重的厨房、洗手间、鞋柜等。每种产品应该分隔存放，避免串味。

建议：选择干净、清洁的器皿，不同茶叶分隔存放。

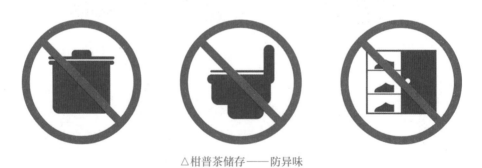

△柑普茶储存——防异味

3.避高温

温度过高的环境会把柑皮中的活性物质杀死或者加速其发酵，影响柑普茶的口感和收藏价值。

建议：选择在阴凉的环境中储存，温度最好恒定在20～30℃。

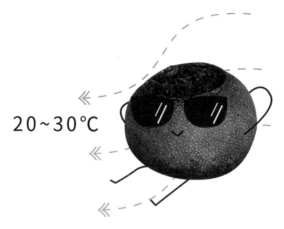

△柑普茶储存——避高温

4.避光

长期的阳光照射，容易改变柑普茶所含的物质，影响口感。成品柑普茶，不需要放置在太阳下照射。

建议：柑普茶避光储存，尽量避免阳光的照射。

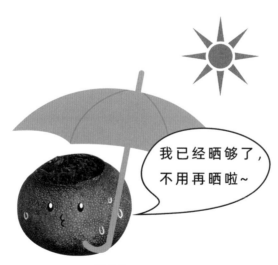

我已经晒够了，不用再晒啦~

△柑普茶储存——避光

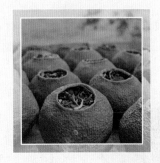

第九章
柑普茶与呼吸系统疾病

感冒

感冒是感受接触风邪或时行戾气，引起肺卫功能失调，出现鼻塞、流涕、头痛、恶寒、发热、全身不适等主要临床表现的一种外感疾病。

感冒一年四季均可发病，以春冬季为多。轻症感冒可不药而愈，重症感冒却能影响工作和生活，甚至可危及小儿、老年体弱者的生命。

1.正气能否御邪决定感冒是否发生

六淫病邪或时行病毒能够侵袭人体引起感冒，除因邪气特别强盛外，总是与人体的正气亏虚有关。当正气虚弱，肺卫不能抵抗外邪时便会引发疾病。即使身体非常健康，如果因生活起居不慎，如疲劳、饥饿而导致机体功能下降，或者汗出衣裹冷湿，或餐凉露宿，冒风沐雨，或气候变化时未及时加减衣服等，正气失调，腠理不密，邪气就可乘虚而入致病。

感冒是否发生决定于正气与邪气两方面的因素。一是正气能否御邪，有人常年不易感冒，因正气较强常能御邪。有人一年多次感冒，因正气较虚不能御邪，"邪之所凑，其气必虚"，正气不足或卫气功能状态暂时低下是感冒的决定因素。二是邪气能否战胜正气，即感邪的轻重，邪气轻微不足以胜正则不病感冒，邪气盛如严寒、时行病毒，邪能胜正则亦病感冒。

2.感冒辨证寒热为关键

感冒常以风夹寒、夹热而发病，因此临床上应首先分清风寒、风热。风寒感冒、风热感冒均有恶寒、发热、鼻塞、流涕、头身疼痛等症，但风寒感冒恶寒重，发热轻，无汗，鼻流清涕，口不渴，舌苔薄白，脉浮或浮紧；风热感冒发热重，恶寒轻，有汗，鼻流浊涕，口渴，舌苔薄黄，脉浮数。

3.饮用柑普茶防治感冒

感冒是外邪侵袭，机体正气不能抵抗邪气而产生的一种疾病。当感受外邪时，正气的盛衰是影响感冒的重要因素。柑普茶中的陈皮行气和胃，能调动自身卫气出表抵御邪气；普洱茶和胃助运，胃气足则脾能运化，运化有源，则正气充盛，正气充盛，则能抗邪外出。陈皮搭配普洱茶，一动一静，一阴一阳，能够顾护正气，从而达到未病先防、既病防变的目的。

现代药理研究表明，茶叶治疗感冒是多种成分综合作用的结果。茶中咖啡因、茶碱的利尿清热作用；茶多酚的抑菌、杀菌作用；儿茶素的治疗偏头痛及维生素C的增强体质和抗感染作用，均对防治感冒有一定的作用。

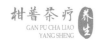

4.推荐茶疗方

防治风寒感冒：柑普熟茶15~20g，生姜数片，共煎水滤汁，具有散寒、理气、和胃功效，适用于风寒感冒出现的打喷嚏、流清涕、畏寒、食欲不振等症。

方解：方中普洱熟茶性温，可暖中散寒，配合生姜可祛寒外出；中医学认为"气为血之帅"，气行则血行，方中普洱熟茶配合陈皮行气活血，可将体内阳气循经络至体表，温煦全身，暖体散寒，对风寒感冒具有不错疗效。

防治轻症感冒：饮用单味茶饮对轻症感冒有一定疗效。用柑普熟茶5g煮沸或冲泡5分钟，取汁加白酒约5mL。每日1~2剂，每剂分2次饮用。可用于感冒头痛、头昏、怕冷、四肢酸楚等症。

咳嗽

咳嗽是常见病症，发病率甚高，据统计，慢性咳嗽的发病率为3%~5%，在老年人中的发病率可达10%~15%，尤以寒冷地区发病率更高。

咳嗽是人体通畅肺气的积极反应，是肺系疾患的主要症状，一般分为外感咳嗽和内伤咳嗽。外感咳嗽主要病因是外邪侵袭，肺卫受邪，肺失宣降；内伤咳嗽是其他脏腑病变传至肺脏发生的咳嗽。

1.咳嗽辨外感内伤是原则

外感咳嗽：主要由风、寒、暑、湿、燥、火六淫犯肺所致，但由于四时气候变化的不同，人体所感受的致病外邪也有区别，因此有风寒、风热及燥热等不同证型的咳嗽。临床上以风寒咳嗽为多。肺主气，为五脏之华盖，上连喉咙，开窍于鼻，司呼吸，是气机升降出入的通道，司清浊之宣运，外合皮毛，主一身之表。肺为娇脏，畏寒畏热，主清肃，不耐邪侵。外邪侵袭于肺，则肺气不能宣泄，清肃的作用失常，气道不利，肺气上逆，因而引起咳嗽。咳嗽也是人体为了通畅肺气，排除病邪而进行的应急反应，具有一定积极的作用。临床治疗外感咳嗽应采用宣通肺气、疏散外邪的方法，因势利导，不可早用收涩之剂，以免闭门留寇。

内伤咳嗽：主要由肺脏虚弱或他脏有病累及于肺所致。临床应根据情况辨证治疗。

《景岳全书》记载：咳症虽多，无非肺病。不论外感还是内伤咳嗽，均是累及肺脏为病，肺气不清，失于宣肃所致。其中治肺主要是温宣、清肃，这是直接对主病脏腑的治法。

2.饮用柑普茶防治咳嗽

《黄帝内经》认为，肺主气，司呼吸，主宣发肃降。肺的宣发和肃降是正反相成的两个过程，是两种性质不同的气的运动形式，但又是有机的整体。生理状态下，两者相互依存、相互配合、相互促进，又相互制约，在相互对立中求统一，是肺气功能正常的保证。病理状态下，两者相互影响，宣发肃降任何一方的偏旺或偏衰，都可能影响到相对的另一方，没有宣发便没有很好的肃降，而肺失肃降必然影响正常的宣发，两者之间协调关系的破坏，最终都将导致宣发、肃降的异常表现。

柑普茶中，陈皮可升，取其理气健脾、燥湿和胃之功，可防苦寒

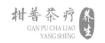

伤脾，肃降动泄；普洱熟茶有下气、利水的功效，有沉降之势，一升一降，顺应提高肺的宣发肃降功能，从而达到防治咳嗽的目的。

3.推荐茶疗方

（1）清气化痰茶

百药煎、柑普熟茶各30g，荆芥穗15g，海螵蛸3g，蜂蜜适量。上药研末和匀，取末3g，沸水冲泡10分钟，加蜂蜜少许，徐徐饮用。

方解：中医学认为"脾为生痰之源，肺为贮痰之器"。方中普洱熟茶经炮制后败火功效渐弱，清肺力增强，配合陈皮宣肺气，共为君药又可化肺脾之积痰；海螵蛸止咳敛肺，配合百药煎润肺化痰，共为臣药；荆芥穗可宣肺行气，辅佐君药加强清肺之功，为佐药；蜂蜜调和诸药药性，同时具有健中土之效，使宣肺而不生燥，健脾而不滋腻，同时亦可调和口感，为使药，诸药代茶饮用，有清肺化痰、止咳之功。适用于治疗咳嗽气急、痰多或久咳不止，咳痰不爽的患者。

（2）柑普红糖茶

柑普熟茶5g，加水2杯，煎汤，放少量姜末、红糖趁热服用。

方解：适用于咳嗽喉痒，恶寒发热、无汗、舌苔薄白患者。

（3）化肝煎

陈皮普洱熟茶、小青柑熟茶各10g，赤芍、白芍各10g，丹皮、栀子各10g。

方解：中医学认为肝经循喉咙之后而至鼻咽，厥阴肝经受邪也可以导致咳嗽。方中陈皮味辛可入太阴肺经与厥阴肝经，青皮（即小青柑的果皮）辛温而入厥阴肝经与阳明胃经；二药合用可加强疏肝消滞之功，配合普洱熟茶共奏疏肝健脾理气之功；肝体阴而用阳，加入赤芍、白芍柔肝养血防肝气疏伐太过，选丹皮疏肝气同时可滋补肝阴，三药共为臣药；加入少许栀子可清热降火，预防过度肝郁而化火，加强解郁之功为佐药。诸药合用可疏肝理气止咳，适用于因肝气郁结导致咳嗽频作人群。

咽炎

咽炎是生活中的常见病和多发病，是一种黏膜炎症，以咽部发干、咽痛，有异物感等为主要临床表现。急性咽炎由多种因素引起，如感冒、吸烟饮酒、食用辛辣刺激性食物、气道炎症等；慢性咽炎的发生与反复发作的急性咽炎有关，也可能是烟酒过量、饮食不当、抵抗力减弱等因素所致。"十人九咽"，现代社会中，随着生活节奏的加快和饮食习惯的变化，慢性咽炎的患者明显增多。

1.咽炎多由虚火导致

咽部位于经脉循行交会之处，也是脾胃的门户，无论是生理上还是病理上，都和肺及脾胃的关系密切。咽部是人体与外界相通的重要门户之一，极易受到外界致病因素的侵犯，包括气候异常变化、环境污染、饮酒、吸烟等因素影响。

咽炎属于中医学"喉痹"，最早记载于《灵枢·阴阳别论》："一阴一阳结谓之喉痹"，多由虚火导致。

肺主一身之气，输津液，灌溉全身，滋润百骸，肺气虚则津液不得输布而咽喉失养。肾主一身之阴，足少阴肾经"循喉咙，挟舌本"（《灵枢·经脉》），肾阴不足则阴液不能上承润养喉咙，故可出现咽喉不适、微痛或灼热等症。

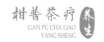

脾胃为后天之本，气血生化之源，咽喉病变也和脾胃有着密切关系。不良的饮食习惯，容易使脾胃受到伤害，脾胃功能失调导致津液不能化生，或者津液不能上达咽喉。咽失蕴养，虚火内生，就会出现诸如咽干、咽痒、疼痛、异物感等慢性咽炎的一系列症状。此外，讲话多、空气污染、劳累也会加重咽炎症状。

2.补益脾胃是治疗慢性咽炎的根本原则

脾的运化功能正常与否影响着津液的盛衰，脾气的健运，水谷精微运化输布正常，津液充盈上润诸窍则不为病；若脾气虚弱，运化功能失常，则津液衰少，诸窍失养而为病。

咽与脾在生理上联系密切：咽是饮食的通道，咽摄食功能的正常发挥有赖于脾气的健运；脾是后天之本，化生的水谷精微和水液向上转输来濡养咽部。脾失健运，咽失濡养，久而久之会导致慢性咽炎的发生，补益脾胃是治疗慢性咽炎的根本原则。

现代药理研究证明，陈皮的主要成分为黄酮类化合物如橙皮苷，其中挥发油能松弛豚鼠离体支气管平滑肌，其水提物和挥发油均能阻断氯化乙酰胆碱、磷酸组胺引起的支气管平滑肌收缩痉挛，具有平喘、镇咳和抗变应性炎症的作用；普洱茶中含有的咖啡因、茶多酚及丰富的维生素和微量元素是治疗慢性咽炎的好帮手。咖啡因是茶叶中含量很高的生物碱，一般每150mL的茶汤中含有约40mg，咖啡因具弱碱性，通常在80℃水温中即能溶解。其具有兴奋呼吸中枢的作用，可缓解咽炎患者呼吸不畅等症状。而茶多酚则具有杀菌消炎的作用，对反复上呼吸道感染引起的咽炎具有对抗治疗的作用。茶叶中维生素A（即胡萝卜素）的含量比胡萝卜还高，它能维持呼吸道上皮细胞正常功能，防止其角化，阻止慢性咽炎病程的进一步发展。

现代社会中，人们由于工作、生活压力大，生活节奏快、应酬多、饮食无规律，经常处于精神紧张、疲劳等状态，导致脾胃虚弱，痰湿结于咽喉而出现咽部不适感。秋冬季节，过食辛辣肥腻之品，夏季又过于贪凉饮冷，致使脾胃受损，运化失司，痰浊内生。复因感受雾霾之邪，外湿与内湿相合，阻于咽喉，发为咽炎。

3.辨证使用柑普茶

中医学认为，柑普生茶性凉，味甘苦，具有清热、解毒、生津、止渴、除烦、通便之功，适宜于虚火上炎，肺胃热盛之慢性咽炎；柑普熟茶性微温，味甘，具有健脾化痰、行气消结之功，适宜于脾肺气虚、痰湿内阻所致的慢性咽炎。

（1）阴虚火旺

咽部干痒，口渴欲饮，多说话后咽部症状明显，喝水后咽部干痒缓解，咳嗽痰黄，咽喉红肿，口腔溃疡，牙痛口臭，大便干结者，多饮柑普生茶。柑普生茶中的普洱生茶没有经过发酵氧化，具有清肺降火、解毒之功，适用于阴虚火旺型慢性咽炎。

（2）肺脾气虚

咽喉干燥，不想喝水，或者仅喜欢以少量温水润嗓，一次饮水过多则胃部不适，甚或恶心，伴有腹胀自汗，大便溏稀，腹部怕凉，倦怠气短者，多饮用柑普熟茶。柑普熟茶中的熟普洱茶经过渥堆发酵后，寒凉之力稍减，温脾补气之功加强，适用于脾虚痰湿型的慢性咽炎。

4.推荐茶疗方

（1）乌梅柑普茶（验方）

柑普生茶20g，乌梅1枚，石斛5g，开水冲泡，代茶饮。

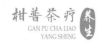

方解：方中普洱生茶味苦、甘，性寒，具有清虚火、生肺津的自然之功，配合陈皮可化痰，防滋阴太过而生湿生痰，共为君药；乌梅味酸，普洱味甘，二药相配，可起"酸甘化阴"之功，增强滋阴利咽之效为臣药；石斛补虚益气，辅佐君药增强咳痰之力为佐药；诸药合用，可滋阴降火，利咽化痰。此茶非常适合阴虚火旺而咽痒不适人群。

（2）金银花柑普茶（验方）

金银花15g，桔梗20g，小青柑（生茶）10g。用1000mL水煮开后，再用文火熬煮45分钟，过滤后的药汤中加入蜂蜜适量，代茶饮。

方解：方中金银花味甘、性寒，入肺、胃二经，具有清热解毒之功，可清咽部火邪，为君药；普洱生茶清热之力不及金银花，配合青皮温可达肝，辛苦泻肺，使升降有序，防金银花清热太过而伤肺气，共为臣药；桔梗可载诸药上行至肺而利咽为佐药；蜂蜜调和诸药药性为使药。诸药合用可起清热利咽之功，非常适合火邪伤肺而咽喉不利人群。

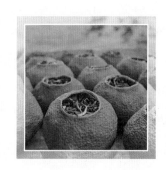

第十章
柑普茶与心脑血管病

心脑血管疾病是心脏血管和脑血管疾病的统称，主要是指由于高脂血症、动脉粥样硬化、高血压等所导致的心脏、大脑及全身组织发生的缺血性或出血性疾病。

在传统的认识中，心脑血管病是老年病。心血管病以高血压、心肌梗死为代表；脑血管病以脑梗死、脑出血等脑血管意外为代表。一般认为这些疾病是老年人常见病，然而，近些年这些疾病竟然也屡见于年轻人，而且年轻化趋势有逐年加剧的倾向。

动脉粥样硬化

河流污染，罪魁祸首是对环境的严重破坏及大量资源消耗后紧随而来的大量废物的无序排放。然而你是否知道，人体内也有一条河，河床是血管，河水是血液，随着现代生活水平的提高，人类的生命之河同样被污染，罪魁祸首是高血压、高血脂、糖尿病、吸烟等。污染所带来的最大恶果是体内河床——血管的淤积狭窄与堵塞，医学上称之为动脉粥样硬化。

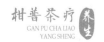

全身每一个器官、每一个组织、每一个细胞的存活都离不开血液的供应，血液带来营养，带走废物。

动静脉组成的血管遍布全身，而动脉又是氧和营养物质主要的供应通道，动脉在体内四通八达，一旦动脉发生管腔狭窄或发生血栓，从头到脚全身所有的器官都有可能受累。所以，动脉粥样硬化的危害广泛，而且发病率高，动脉粥样硬化是人类的第一杀手。

1."痰""瘀"是动脉粥样硬化形成的病理基础

动脉粥样硬化是大部分心脑血管病共同的发病基础，可导致脑卒中、心肌梗死、缺血性肾病等疾病的发生。

中医学认为，痰浊内生是动脉粥样硬化发生发展的主要致病因素，西医学研究证明，动脉粥样硬化与脂质代谢失常密切相关，本质就是脂质从血浆侵入动脉壁的反应，身体脂质代谢紊乱产生的症状相当于中医学"痰浊"的表现。

动脉粥样硬化的形成，主要有两大因素：一是血管壁血小板沉积；二是血管壁脂质沉积。根据中医学理论，脂质沉积及血小板凝集导致的动脉粥样硬化，可归属于中医学的痰浊及瘀血证。

血脂增高和代谢异常与中医学的痰浊密切相关，痰是水液的厚浊者，当水液中的浊脂增加则聚而成痰。痰浊黏滞于血脉之中，留之不去，凝聚成块的过程是动脉粥样硬化的发生过程。

痰由津凝，瘀为血滞。血瘀是指血液的运行迟缓和不流畅的病理状态，动脉粥样硬化所致的全身或局部组织器官的缺血、缺氧、炎症、水肿、血栓形成等症状都可以概括为血瘀证。动脉粥样硬化的病位在脉络血管，其病因病机复杂多样，而"痰""瘀"是动脉粥样硬化形成的病理基础。

气虚血瘀是人体衰老的主要原因。气血是构成人体最基本的物质，是脏腑经络等组织器官进行生理活动的物质基础。中医经典《黄帝内经》认为："以奉生身，莫贵于此"，说明了气血对于滋养人体的珍贵程度。人体生长、发育、壮盛以及衰老的过程，从中医学角度看，即为气血由弱转强、由盛转衰的过程。气为血之帅，气虚则血行不畅，一方面血行不畅，阻滞脉道，化瘀生痰；另一方面血行不畅，脉道不利，血脉没有得到润养，容易造成痰瘀留置，从而导致粥样斑块的出现。

2.气行血则行——柑普茶与动脉粥样硬化防治

动脉粥样硬化的病机和治疗涉及以下几方面：动脉粥样硬化形成与补肝调肝，动脉粥样硬化斑块破裂与活血化瘀，动脉粥样硬化的遗传因素、发病年龄与补肾益精。肝肾两脏为病之本，气滞血瘀为病之标。由于心脾肾的亏损，气机紊乱，气血失和，导致气滞血瘀、痰浊内生、脉络闭塞，进而引起心、肝、脾、肺、肾各脏腑及肢体的气血阴阳偏盛偏衰，出现不同病症。在治疗上多选用补益肝肾、活血化瘀、软坚散结、通络化痰的药物。

"气为血之帅"，血的原动力在于气，正气虚衰，推动无力，阳气不足，失于温煦，气不化血，血液亏少，造成血行不畅，发生动脉粥样硬化。中医学认为气行血则行，恢复血液的原动力才是关键。

陈皮味辛，具有理气健脾、燥湿化痰等功效，主要含有黄酮类化合物、挥发油等成分。黄酮类化合物具有降脂、抗炎、抗动脉粥样硬化、抗血栓等作用。黄酮类单体橙皮苷可以干预血管平滑肌细胞的糖胺聚糖和脂质代谢，并抑制血管平滑肌细胞迁移。

普洱茶，利湿解毒，助脾化湿，可帮助机体祛邪及预防湿邪在体

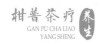

内的积聚。普洱茶可清胃生津、止咳化痰、降低血脂胆固醇。陈皮可健脾燥湿、加强助运之力，化浊祛斑。二者合用，可缓解肥胖、动脉粥样硬化等症状。

3. 推荐茶疗方

贝母陈皮普洱茶

浙贝母9g，柑普熟茶6g，泡水饮用即可。

方解：中医学认为"胸痹"多归咎于痰瘀积聚；方中浙贝母味甘、性微寒，主入心经、肺经，具有清热化痰散结功效，可解心中痰瘀郁结之证为君药；普洱熟茶清热力减弱，渗湿利水力增强，温运太阴脾土；中医学认为"脾为孤脏，中央土溉四傍"，脾土得普洱熟茶温补而辐射四方，使每条血管通道都水土在位，不生浊污为臣药；陈皮助君药浙贝母加强化痰之功，性温而助普洱温补中焦脾胃为佐药；此方可收化痰散瘀之效，对心脑血管硬化人群大有裨益。

高血压

高血压是指以体循环动脉血压［收缩压和(或)舒张压］增高为主要特征（收缩压≥140mmHg，舒张压≥90mmHg），可伴有心、脑、肾等器官的功能或器质性损害的临床综合征。高血压是较常见的慢性病，也是心脑血管病最主要的危险因素。

中医学没有高血压病名，根据高血压的主要临床表现及发展过程，可将其归属于中医学"眩晕""头痛""肝风"等范畴。

1.气机失常是高血压发病的关键因素

血压是生命体征之一，是血流在血管内流动时作用于单位面积血管壁的侧压力。脉道通畅，血流周行的阻力小；脉道柔韧，承受侧压力的能力强。

脉以通为用，脉的功用正常，侧压力较为规律，产生相对稳定的血压。脏腑功能正常，气血流畅，脉道和利。

气机调和，气血运行通畅，邪气无处侵袭。《丹溪心法》说："气血冲和，万病不生，一有怫郁，诸病生焉。"意思就是气有推动、激发、固摄等作用，血有营养、滋润等作用。气与血，相互配合，滋养全身。人体的正常生理活动有赖于气血功能的协调来维持，一旦失调，即可发病。

气机异常时，气血运行的阻力增大，心脏搏动的负荷变大，导致气之病理性亢进，阳气妄动而鼓动气血异常，形成高血压。

血压的形成与脉直接相关，脉与五脏功能关系密切，脏腑气机失常，致使血脉失于和利，促生高血压等疾病。

2.燥湿化痰防治高血压

阴阳气血平衡是人体保持健康的前提，失之则百病丛生。年老体虚，劳欲过度，精气内伤，情志失调，五志过极，肝阳化火；或饮食不节，过食肥、甘、咸、辛辣、烈酒，痰湿内生，都可以导致脏腑的阴阳气血失衡而病发高血压。临床主要以血压升高为标志，以头痛、头晕等为主要症状。

"百病多由痰作祟"，痰由湿聚，湿易困脾，痰湿去，则脾气健，血脉通。血脉通则清阳通达于脑窍，头晕、头痛、乏力、心悸诸症迎

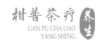

刃而解。中青年高血压患者多较肥胖,胖人多痰湿,治疗可从燥湿化痰着手。

3.推荐茶疗方

决明子杜仲柑普茶

柑普茶(熟茶)5g,决明子5g,杜仲10g,开水冲泡,代茶饮。

方解:方中杜仲味甘,性温,入肝、肾经,具有补肝肾阳虚、强筋骨、益精气、降血压之功而为君药;普洱熟茶温补中焦脾胃,健运气血精微,向上升清可濡养头目,使得气机通畅,血流和缓,配合陈皮入血分而防血分上腾为臣药;决明子味甘、苦,性微寒,有清肝明目之功,可清厥阴肝经实火而降血压为佐药,此方可改善因高血压引起头晕目眩、视物模糊等症状。此茶肝肾阳虚患者(表现为头晕乏力、易出汗、面色㿠白、小便清长)不宜饮用。

高脂血症

脂膏来源于津液,是人体的基本物质之一。脂膏来源于水谷精微,是构成人体的重要组成部分,对人体具有濡润、补益、充养的作用。血中脂膏生成、输布、代谢异常都可致病。气血津液代谢失调,导致痰瘀胶结于血脉中,可使津血稠厚,不易流通。人体分清泌浊功能障碍产生的壅滞病症,与高脂血症相吻合。

1.脾失健运是高脂血症的基本病机

高脂血症以脏腑功能失调为本,痰浊瘀血为标,痰瘀是肝、脾、肾功能失调的病理产物，是高脂血症的病理基础。

脾胃为后天之本，气血生化之源。脾胃气虚，受纳与健运乏力，湿浊内生，则容易生痰、生浊，痰浊凝聚成瘀，所以导致血脂升高、肥胖等。

高脂血症虽然导致人体脏腑功能失调，但是致病因素并不是血脂本身，而是由异常血脂引发的病理产物——湿浊、痰凝、瘀血。湿浊、痰凝、瘀血皆为阴邪。湿浊是高脂血症的早期产物，痰凝是中期的病理产物，瘀血是后期病理产物。

痰饮的停留虽和肺、脾、肾、三焦都有关系，但脾运障碍是生痰的主要原因。《素问·至真要大论》记载："诸湿肿满，皆属于脾。"如果因为各种原因使脾不能运化、输布津液，水湿停滞、聚集为痰。痰湿停留在血脉中，导致血脂升高。由于脾阳不足，脾失健运，饮食中的糟粕、杂质混入营血，即是"浊"；精微物质化生不足，津液相对过生，即是"湿"。湿和浊结合，称为"湿浊"。

"湿浊"进入营血，循行经脉，流走全身，日久形成"痰凝"。"痰因湿而生，病在脾"。"湿浊"转化成"痰凝"，一方面是因为经过阳气的煎熬转化成痰，另一方面是因为脉道闭塞聚集转化为痰，继而导致高脂血症。

2.柑普茶可以消积化瘀降脂

中医学认为，高血脂的产生有以下两方面原因：一是进食肥甘厚味，损伤脾胃，同时肝胆疏泄功能不畅，不能输泌精汁引起脾的消谷、运化功能失调，转化为痰浊；二是中年以后，肾气渐衰，肾之阴阳虚弱，相火妄动，致肝阳上亢化火，木旺乘土，引起脾胃输布功能失调，湿热郁结，痰浊内生。由于痰浊内滞，浸淫脉管，血行受阻，

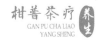

又可导致胸痹心痛、昏厥等症状。

高脂血症的治疗，一般采用疏肝理气、健脾化痰、活血化瘀的方法。临床上陈皮是常用的中药，其和山楂、决明子等配伍使用，可以起到消积化瘀的作用。

在饮食调养上，陈皮也是高脂血症饮食调养的常用之品。研究表明，高剂量使用普洱生茶、熟茶，降脂效果明显，比使用乌龙茶的降脂效果更好，且基本没有不良反应。普洱熟茶预防肥胖效果优于同等原料制作的普洱生茶；储存时间越长的普洱茶，降脂减肥的效果越好。"气行则血行"，普洱降脂消积，柑皮（陈皮）理气健脾，两味合用，可增强普洱茶消积化瘀降脂的效果。

3.推荐茶疗方

山楂丹参柑普茶

柑普熟茶5g，山楂5g，丹参5g，开水冲泡，代茶饮。

方解：方中丹参味苦，性微寒，益气活血养血，可通行血脉，对血脂调节有重要意义而为君药；普洱熟茶茶性温和，配陈皮有暖体养胃健脾的功效而共为臣药；山楂味酸、甘，性微温，健脾开胃，同时可入血分而活血散瘀，同时因酸甘口味调和药性，为佐使药。此方适用于高脂血症兼有气虚表现的人群。此茶气虚（表现为明显气短、乏力、易出汗、心悸等）人群不宜饮用，若需要时可加用黄芪5~10g。小青柑中青皮性烈，气虚者也不宜用。

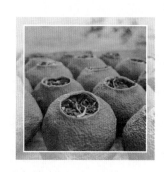

第十一章
柑普茶与癌症

　　癌是指起源于上皮组织的恶性肿瘤，是恶性肿瘤中最常见的一类。一般人们所说的"癌症"，习惯上泛指所有恶性肿瘤。癌症具有细胞分化和增殖异常、生长失去控制、浸润性和转移性等生物学特征，癌症的发生是一个多因子、多步骤的复杂过程，分为致癌、促癌、演进三个过程，与吸烟、感染、职业暴露、环境污染、不合理膳食、遗传因素密切相关。

肝癌

　　肝癌一病，历代有"肥气""痞气""积气"之称。脏腑气血虚亏，加之七情内伤，情志抑郁；或脾虚湿聚，痰湿凝结；或六淫入侵，邪凝毒结，气、血、湿、热、瘀、毒互结而成肝癌。

　　中医中药治疗肝癌，能够改善临床症状，提高机体的抵抗力，减轻放化疗不良反应，提高患者的生活质量。陈皮为《原发性肝癌诊疗规范（2019年版）》常用中药之一，具有疏肝理气之功，经常饮用柑普茶，对肝气郁结的肝癌有一定作用。

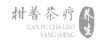

1.气滞血瘀是肝癌发生的病理因素

《素问·刺法论》曰："正气存内，邪不可干。"《素问·评热病论》曰："邪之所凑，其气必虚。"上述内容指出人体的正气在邪正交争中起到了重要的作用。正常情况下，机体处于"阴平阳秘"的健康状态，一旦这种平衡被内外因素打破，就会出现"阴阳失调"，导致机体抗病能力下降，出现各种疾病。

《医宗必读》提出："积之成者，正气不足，而后邪气踞之。"这说明机体由于"虚"的存在，导致邪气盘踞，气血阻滞，日久凝聚成块，形成肝癌。

肝癌的发生发展过程，始终是一个邪正较量的过程，一旦正气虚弱，或正气虽强，但邪气太盛，正气相对偏弱，或正气不敌邪气，无法抑制肿瘤的生长则病情不断发展。肿瘤还会释放多种毒素，从而耗伤气血，耗尽机体的养分，最终导致人体"正气乃竭"而死亡。

正常情况下，气在全身上下升降出入，执行温煦、推动、气化、固摄等功能，维持人体的正常生理活动。血在气的推动下，循环全身，营养和濡润组织器官。

内伤七情、外感六淫、饮食不节、正气亏虚等因素，都会导致肝失疏泄，气机失调，气血运行不畅，气滞血瘀，日久凝结成瘤成块。患者可出现腹内胁肋结块，胁肋部胀痛不适、刺痛，舌质黯或舌质红有瘀斑、脉涩等表现。气滞血瘀是肝癌发生的基本病理因素，并伴随贯穿肝癌始终，是形成癌毒的关键病理因素。

2.健脾理气是肝癌的防治重点

脾虚是肝癌的主要病机。肝癌邪毒更容易损伤人体正气，加重脾虚，如此恶性循环以致病情加重。如果加强补脾，使脾恢复其健运的功能，可以对抗癌症，促进人体功能的恢复。"脾旺不受邪"，脾是元气之本，元气是健康之本。《难经·七十七难》曰："所谓治未病者，见肝之病，则知肝当传之与脾，故先实其脾气，无令得受肝之邪。"

肝癌患者中晚期出现的气虚、血虚、阳虚等现象，一般选用益气健脾的中药调气补气，并与补血药同用，有补益气血、扶助正气的效果。

肝癌病位在肝，肝失疏泄，气机不畅则津液气血代谢运行障碍。气滞是肝癌发生发展过程中最基本的病理变化。血瘀、湿阻、湿热等的生成和变化都和气滞有着明显的关系，理气药在肝癌的预防治疗中贯穿全程。

理气药大多辛香而燥，久用、重用或者使用不当，会有化燥伤津的弊端。柑普茶中陈皮辛香理气，为《原发性肝癌诊疗规范（2019年版）》常用中药之一，具有疏肝理气之功，普洱茶清胃生津，可以减缓陈皮燥湿耗气伤津效果。

3.推荐预防茶疗方

柑普茶（二黄柑柑普茶）适量，小青柑5g，枸杞子30g，泡饮。

方解：方中普洱茶性温而兼具行气宽中之力，可疏肝气、解肝郁，搭配青皮（即小青柑的果皮）破肝郁气结共为君药；陈皮化气结之痰，辅佐君药青皮加强散结行气之功而为臣药；枸杞子滋肝阴、补虚劳、益精髓，补充全方滋阴之力的同时，调和诸药而为佐使药。本方适用于肝癌偏肝郁者。

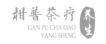

胃癌

胃癌是世界上多数国家常见的消化道肿瘤，病死率高，严重威胁人们的生命和健康。

胃癌是由于长期的情志失调、饮食不节、劳倦内伤等，引起人体阴阳平衡失调，脏腑经络失常，出现食滞、气郁、血瘀、痰结等一系列病理性改变，最终导致癌肿形成的疾病。

1.脾胃亏损——胃癌形成的主要原因

胃癌的发生发展，有两种因素：一是正气亏损，无力抗邪；二是致癌因素侵袭。

脾胃虚弱和胃癌的发病联系密切。邪毒是恶性肿瘤的主要病因病理之一，包括癌细胞的生长、增殖、转移和浸润，也包括肿瘤所在部位的炎症性反应。有研究表明，活血化瘀可以通过影响癌基因的表达、抑杀肿瘤细胞、诱导肿瘤细胞凋亡和分化途径治疗肿瘤。

胃癌患者最初因为情志不遂、肝气不疏或饮食不节，损伤脾胃，致肝胃不和，脾胃气滞；继而肝气郁结，气机失调，阻于血络，血滞成瘀，痰瘀互结，日渐成积而成。

由于失治误治，病情迁移，会造成正气持续耗损，气血瘀结加重。同时脾胃失调，气血生化无源，导致气血不足。另外，因为恶血不出，新血不生，持续时间长，癥瘕形成，病情加重，这时候人体气血大亏，脾胃功能更为虚弱。

脾胃亏损是胃癌发病过程中主要特点，人体在胃癌过程中既表现为正气亏虚，又表现为邪实难去。在治疗胃癌时，通过健脾养胃使机体得到平衡，一方面促使机体适应新的内在环境，减轻手术、化疗等带来的损伤；另一方面提高改善机体的免疫力，使肿瘤生长速度减慢，甚至缩小。这是目前胃癌的主要治疗方法之一。

2.柑普茶与胃癌防治

饮茶是我国人们的传统习惯。早在神农时，就有饮茶解七十二毒之说。柑普茶中的茶多酚类物、茶色素、咖啡因及多酚糖都是生物化学抗癌成分，能起到防癌、抗癌的作用。

大多数肿瘤与癌基因的激活和抑癌基因的失活有关。p53基因结构及表达的异常是人类最常见的基因改变之一，约50%的人类肿瘤有p53基因的改变，且此改变在胃肠道肿瘤中比较常见。研究发现，普洱茶通过维持p53基因的稳定性，抑制p53基因的突变来抑制胃癌前病变大鼠向胃癌演变。陈皮中含有的多甲氧基黄酮类成分，不仅有明显抑制细胞株生长的作用，还对直肠癌、肾癌、肺癌细胞液具有生长抑制的作用。

研究表明，在日光下以缓慢氧化为主的柑普茶，可通过诱导细胞凋亡来抑制Hep G2细胞系（人肝癌细胞）增殖，来达到防治肝癌和胃癌的作用。

3.推荐预防茶疗方

柑普熟茶适量，石斛3g，砂仁5g，泡饮。

方解：方中石斛味甘，微寒，归胃、肾二经，具有养胃生津、滋阴除热之功为君药；配伍砂仁化湿行气，醒脾和胃，可以改善胃癌引起脘腹胀痛、不思饮食等症状为臣药；选炮制过的普洱熟茶可温中养

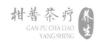

胃，陈皮增加健脾化痰之功为佐使药，此方适合胃癌纳差人群。

乳腺癌

女性乳腺是由皮肤、纤维组织、乳腺腺体和脂肪组成的，乳腺癌是发生在乳腺腺上皮组织的恶性肿瘤。

1. 肝失疏泄是乳腺癌的主要原因

"乳房阳明所经，乳头厥阴所属。"（《丹溪心法》）乳房的经络分属肝胃，乳房疾病与肝、胃有关系。

肝主疏泄，有疏通、舒畅、条达、升发的特性，不但可以调畅全身的气机活动，还可通达乳房，运行气血。肝的疏泄功能正常，则脏腑气机升降有衡，乳房气血运行有度。肝喜条达而恶郁滞。郁滞之气如果在正常生理耐受限度下不会致癌，但是如果突然或者长期承受精神刺激，超出个人生理调节范围，就会引起气血失和、脏腑失调，持续下去则容易发生乳腺癌。

2. 疏肝理气的柑普茶

情志不调是乳腺癌发生的内在病因，肝失疏泄是乳腺癌发生的主要病机。

柑普茶中的陈皮疏肝健脾，普洱茶健脾和胃，陈皮通其肝气。柑普茶防肝乘脾，一防一治，发挥疏肝理气、防治乳腺癌的作用。

研究表明，陈皮的主要成分橙皮素属于二氢黄酮，它的糖苷形式广泛存在于芸香科柑橘属植物果实中，使用后经肠道微生物代谢水解脱去糖苷。

研究表明，橙皮素和橙皮苷具有很多生物活性，橙皮素能够在体外细胞模型和小鼠中的乳腺癌细胞体现为抑制作用。

橙皮素能够通过橙皮素抑制雌激素合成过程中限速酶芳香酶活动，实现减少小鼠血清中雌激素含量并抑制肿瘤生长。橙皮苷可以通过刺激细胞中活性氧ROS的产生，激活下游信号通路导致乳腺癌细胞凋亡，下调细胞周期蛋白依赖性激酶来抑制细胞增殖。

3.推荐茶疗方

小青柑（熟茶）适量，白花蛇舌草5g，红豆杉5g，泡饮。

方解：方中白花蛇舌草味微苦，性寒，可清热利湿，解毒消痈，对痈肿癌症有治疗意义为君药；红豆杉味淡，性平，可软坚散结，解毒排脓为臣药；普洱熟茶提神醒脑，调一身正气，配合青皮疏肝理气为佐药。本方适用于乳腺癌伴情志不舒的人群。

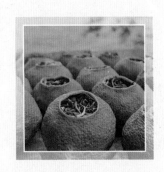

第十二章
柑普茶与抑郁症

抑郁症属中医学"郁证"范畴，是发病率最高的精神疾病。随着社会的发展进步，抑郁症的发病率呈上升趋势，各个年龄段均可呈现抑郁症的不同表现。长期精神情志异常和抑郁症有密切的关系，滥用药物等也会导致抑郁症的发生。

肝气郁结——抑郁症的主要因素

抑郁症广义上是对情志不舒、气机郁滞所致疾病的总称；狭义上主要指由情志不舒、气机不畅引起的情绪抑郁、思绪不宁、悲伤善哭、胸胁胀痛、咽中如有异物梗阻等多种症状。

肝主疏泄，调畅气机，调节情志。反复持久的不良刺激，很容易超过人体情志调节的范围，从而影响肝主疏泄的功能，使肝失条达。肝气郁结，轻则出现情志抑郁、胸闷；重则出现情绪低落、烦闷等。

思虑过度会导致肝血外运助心的思考，肝主疏泄的物质基础不足，出现血虚肝郁。气滞则血瘀，扰及心神，是抑郁症的最初表现，其根本原因是血瘀肝郁。

　　肝郁日久则会影响脾的运化功能，从而导致气血生化缺乏原动力，心神失养，造成心脾两虚。而脾失健运，会导致水液代谢紊乱，出现痰湿等病理性产物，继而影响气血化生，更可能蒙蔽心神。

　　当肾中精气亏损殆尽的时候，会导致肾精上养脑髓的功能下降，因为抑郁症的后期可能会伤及肾脏，使心肾不交、情志失常。

柑普茶和抑郁症前期的预防

　　中医学早在《素问·阴阳应象大论》中就认识到"人有五脏，化五气，以生喜怒悲忧恐"，情志所伤是导致抑郁症的主要原因。气机郁滞，运行不畅是其基本病机。

　　《医方论·越鞠丸》亦说："凡郁病必先气病，气得流通，郁于何有。"故疏肝理气解郁为抑郁症的主要治疗原则。

　　柑普茶中的陈皮疏肝健脾，通其肝气；普洱茶健脾和胃，防肝乘脾。柑普茶护肝健脾、疏肝理气，对抑郁症的防治有一定的作用。

　　研究表明，经过生晒工艺后的柑普茶，儿茶素含量急剧下降，生物碱和黄酮含量显著增加，形成了柑普茶独特的风味。化合物转化效率的提升，也是柑普茶抗抑郁药物作用协调特性的体现。

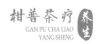

推荐茶疗方

玫瑰柑普开郁茶

柑普茶5g，山楂、玫瑰花、菊花、枸杞子各5g，开水冲泡，代茶饮。

方解：玫瑰花味甘、苦，性温，入肝、脾经，可行气解郁，和血散瘀为君药；菊花味辛、甘、苦，性微寒，清肝火、疏肝气，枸杞子味甘，性平，柔肝养血健脾，共为臣药；普洱疏肝暖脾和胃，配合陈皮斡旋中焦气机为佐药；山楂味酸、甘，性微温，和诸药为使药。全方共奏疏肝和胃、理气开郁之功，对情志抑郁人群非常适宜。

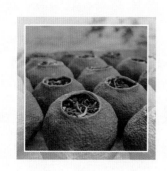

附录
专家谈全生晒柑普茶

经陈皮和普洱茶复合后产生的陈皮柑普茶，色泽均匀、口感细腻、香味浓郁、香气持久，茶叶的香醇融入陈皮的芬芳和味道，具有健脾开胃、消积化滞、减肥降脂、抗氧化等功效。在采取全生晒等工艺改进后，更具有生物学上的营养保健作用。

——国医大师、广西中医药大学终身教授韦贵康

陈皮和普洱茶融合之后即为陈皮普洱茶，在相互发酵和陈化的过程中，两者互取精华、相得益彰，其茶叶清香甘爽、疏肝润肺、消积化滞气、通五脏，是润肺健脾、降脂解酒、美容减肥的首选之佳品。

——全国名中医、广东省第二中医院主任中医师邱健行

全生晒柑普茶巧妙地将茶叶放进新会柑内，在太阳下晾晒，形成温和"发酵罐"，使得茶和柑在微生物的作用下，自然发酵、氧化、彼此气味交融、成分渗透，产生一些新的物质。其结果是使其刺激性降低、色素增多、黄酮增加、口感和香味明显优化，更充分地展示普洱与陈皮融为一体后的独特品味和品质，开拓了其在茶疗养生中的应用范围，从而提升了柑普茶的自身价值，这也是全生晒柑普茶有别于

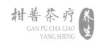

其他柑普茶的地方。

——南方医科大学南方医院主任医师李朝龙

全生晒柑普茶的制作工艺非常特殊，它的主要特色成分之一是陈皮。文献已经报道了陈皮及其活性成分的多种生物功能，包括改善超重和肥胖测试者的血管内皮功能、降血压、降血糖，改善心血管代谢指标，减肥降脂，降低 2 型糖尿病患者的血压并提高血清的抗氧化能力。陈皮含有一类特殊的活性成分：多甲氧基黄酮，研究显示具有很好的抗炎、抗癌、免疫调节、抗病毒、抗菌的作用，并且可以通过调节肠道菌群起到促进健康的目的。

——美国马萨诸塞大学教授、博士研究生导师肖航

云鼎柑普茶守正传承传统生晒茶制作工艺，严格执行新会成品独特的炮制流程，创新了中国茶疗、茶养生，以及优秀传统道地中药应用于康养的新思路，拓宽了中医茶疗茶养与药疗（药食两用）康养的新天地。

——国医大师孙光荣传承工作室主任、世界中医茶疗健康产业发展联盟执行主席杨建宇

作为食疗饮品，陈皮搭配普洱是天生绝配，云鼎柑普匠心锻造，创造出神奇的效果，养生及收藏价值高，实为茶疗瑰宝。

——广州中医药大学教授贺振泉

中国市面上大部分茶叶，质量参差不齐，云鼎柑普茶经过系统的成分分析，以茶养生，实力依据。好柑普，不凭口传，以权威论证。

好茶，一定经得起考究。经过生晒加工的柑普茶中的橙皮苷与黄酮类物质含量明显上升，茶多酚含量下降，茶黄素、茶红素明显上升。实验表明，云鼎全生晒柑普茶对肝癌细胞、胃癌细胞具有较好的抑制效果。

——华南农业大学教授、博士研究生导师黄亚辉

健康的、安全的柑普茶应该得到普及，加大力度去推广和宣传这样的好产品，是对社会和人民的贡献。

——原广东省卫生厅副厅长兼广东省中医药局局长、广东省中医院主任医师张孝娟

云鼎全生晒柑普茶，用真正的陈皮加真正的古树普洱茶，加真正的阳光全生晒之材料和工艺相得益彰。陈皮性温、味苦辛，入脾、肺二经，理气健脾，降逆止呕，调中开胃，燥湿化痰。另外，《中国医药大辞典》中陈述了陈皮具有破瘤痕疙痞，治愈风痰麻木的功效。而瘤痕疙痞则泛指腹腔内的肿物，这提示我们陈皮还具有抗肿瘤的功效。普洱醒酒、消食、化痰、理气、祛胀、祛风等功效在《本草纲目拾遗》中已有记述。柑普茶结合阳光扶阳，保留最多最佳成分，且香气丰富均衡，其培土补脾、固本扶正、宣肺固表御邪、正气内存，具有健脾养胃、消热解毒、化痰止咳、养颜、抗动脉硬化及抗衰老养生价值。

——广州医科大学原党委书记翁宗奕

近年来，柑普茶十分流行，很受欢迎。柑普茶是由新会陈皮与云南普洱茶为原料制作而成的一种保健茶，吸收了新会陈皮和普洱茶的

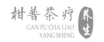

药效特点，是一种有广阔发展前景的茶类。

——深圳市宝安纯中医治疗医院药学部中药学科带头人、主任中药师梅全喜

中医学讲法于阴阳、和于术数，所以柑普茶可以调节偏颇体质。云鼎柑普采取的全生晒工艺，聚天地之阳气，使得柑普茶具有温阳化痰之功效。中医讲痰饮者，当温而化之然。如今的肥胖、慢性病、疑难杂症及怪病，皆与痰有关，因此，柑普茶对上述疾病的疗养、预防都有很好的疗效。

——广州中医药大学研究员刘梅

云鼎柑普茶走心肝脾肺肾以及十二经络，用生普稍显凉，用陈皮来调中开胃、理气健脾，弥补了生普的不足，此方二味相得益彰。口感非常好，喝了还想喝。

——传统药茶根溯人、传统药茶匠娄宣科

经研究，云鼎柑普全生晒柑普茶茶多酚、茶多糖含量高，可起到调节血压、抑制肿瘤、抗病毒的效果。

——广东省现代健康产业研究院院长张咏

云鼎柑普坚持匠心工艺，把柑普茶做到极致，是对传承精髓的一种保护，同时也是企业责任的体现。经过全生晒工艺，优化的品质足以树立行业标杆。

——广东省茶叶流通协会会长李勇刚

柑普茶发展至今，也有百年历史，早在唐代茶圣陆羽的《茶经》所提到的柑皮煮茶，印证了陈皮茶的饮用历史。今天的柑普茶在传承传统工艺的同时又进行了工艺革新和改良，不仅解决了现做现喝的难点，还保证了柑普茶的后期陈化价值，是柑普茶产业发展史上的进步，更是企业立足于市场的关键。它将新会柑皮与云南普洱两者的优点和保健功效完美融合，使其除具有健脾养胃、化痰止咳、降脂减肥以及抗动脉硬化、抗衰老等功效外，更是润肺、解酒、解烟毒、美容、瘦身、抗雾霾的首选佳品。并且口感更醇厚甘香，深受消费者的喜爱。

——广东省茶业行业协会专职副会长张黎明

广东人对陈皮是有情感的，与陈皮相关的产业是个巨大的市场，新会人都知道，陈皮是要晒太阳的，只有经过阳光全生晒的陈皮才是最好的陈皮。所以，当认识到云鼎柑普的时候，云鼎全生晒陈皮普洱茶是对行业的一种贡献。

——广州益武国际展览有限公司董事、总经理
广州国茶荟文化策划有限公司总经理李广韬

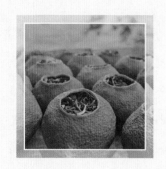

参考文献

[1]王惠清.中药材产销[M].成都：四川科学技术出版社，2007.

[2]潘华金，毕文钢，杨雪.新会陈皮道地性密码释译[C].第三届中国·新会陈皮产业发展论坛论文集，2011：16.

[3]曹臣，袁梦石，黄开颜."陈皮须用隔年陈"之探讨[J].中医药导报，2006（6）：92-93.

[4]易伦朝，谢培山，梁逸曾，等.GC/MS和HPLC对陈皮"陈久者良"的验证[J].中国药学杂志，2005（21）：14-16.

[5]余祥英，陈晓纯，李玉婷，等.不同产地和不同贮藏年限陈皮的化学成分研究进展[J].视频安全质量检测学报，2020，11(12)：3809-3817.

[6]施翠娥，蒋立科.黑曲霉抗产毒黄曲霉作用的初步研究[J].食品科学，2009，30（3）：217-221.

[7]徐丹，孙秀兰，李永仙，等.黑曲霉对黄曲霉生长、产毒及黄曲霉毒素B_1的影响[J].中国微生态学杂志，2011，23（6）：490-492，499.

[8]张丽.从普洱茶产区分布看云南区域经济开发[J].福建茶叶，2016，38（5）：253-254.

[9]金裕范.不同产地、加工工艺及储存年限普洱茶化学成分和药理活性的比较研究[D].北京：北京中医药大学，2012.

[10]庞欠欠，朱强强，张肖娟，等.普洱熟茶的品质形成机理分析[J].现代食品，2019（7）：43-44，54.

[11]陈文品，许玫.普洱茶"陈化生香"及其科学原理[J].广东茶业，2014（5）：6-9.

[12]白雄.科学认识普洱茶作用 为人类健康保驾护航——科学认识普洱茶才使其具有市场生命力[J].管理观察，2018（15）：11-12.

[13]王胜鹏，胡杨洋，陈锐娥，等.中药药对的系统研究（Ⅱ）——药效与药动学研究[J].世界科学技术：中医药现代化，2012，14（2）：1322-1328.

[14]周欣，黄庆华，廖素媚，等.不同产地陈皮挥发油的对比分析[J].今日药学，2009，19（4）：43-45.

[15]蔡周权，代勇，袁浩宇.陈皮挥发油的药效学实验研究[J].中国药业，2006，15（13）：29-30.

[16]丁晓雯.柑桔皮提取液抗氧化及其它保健功能研究[D].西南农业大学，2004.

[17]方修贵，戚行江，胡安生.柑橘果实中抗癌活性物质的研究现状和前景[J].食品与发酵工业，2003（10）：79-82.

[18]王娜.普洱茶化学成分研究[D].天津：天津工业大学，2016.

[19]王淑敏，门田重利，刘志强，等.沱茶中抗自由基化学成分的研究[J].天然产物研究与开发，2005（2）：131-137.

[20]王晓.广西六堡茶化学成分分离、活性分析及茶褐素提取工艺研究[D].广西师范学院，2014.

[21]肖遂，俞乐安，赖惠清，等.气质联用技术解析全生晒柑普茶特征香气[J].现代食品科技，2019，35（11）：242-253.

[22]Xiao S, Huang J, Huang Y, etal.Flavor Characteristics of Ganpu

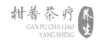

Tea Formed During the Sun-Drying Processing and Its Antidepressant-Like Effects[J].Frontiers in Nutrition,2021,8.

[23]吴文华，吴文俊.普洱茶多糖降血脂功能的量效关系[J].福建茶叶，2006（2）：42-43.

[24]谢春生，谢知音.普洱茶中降血脂的有效成分他汀类化合物的新发现[J].河北医学，2006（12）：1326-1327.

[25]赵龙飞，周红杰，安文杰.云南普洱茶保健功效的研究[J].食品研究与开发，2005（2）：114-118.

[26]余艳辉，丁仁奎，张志伟，等.酯型儿茶素单体EGCG和GCG对人肠癌SW480细胞生长抑制作用及其机制[J].中国医师杂志，2005，7（2）：161-163.

[27]龚加顺，陈文品，周红杰，等.云南普洱茶特征成分的功能与毒理学评价[J].茶叶科学，2007（3）：201-210.

[28]侯冬岩，回瑞华，唐蕊，等.普洱茶茶多酚及清除·OH能力的研究[J].食品科学，2006，27（10）：165-167.

[29]程志斌，黄启超，曹振辉，等.普洱茶缓解小鼠被动吸烟烟毒危害的研究初报[J].中国农学通报，2007，23（6）：198-202.

[30]姜涛.基于"痰"致病理论研究橙皮苷对动脉粥样硬化相关蛋白聚糖的作用[D].广州中医药大学，2016.

[31]张瑞，钟巧燕.慢性支气管炎的辨证施护[J].新疆中医药，2015，33（2）：41-42.

[32]蔡周权，代勇，袁浩宇.陈皮挥发油的药效学实验研究[J].中国药业，2006，15（13）：29-30.

[33]吴惠君，欧金龙，池晓玲，等.陈皮药理作用研究概述[J].实用中医内科杂志，2013，27（17）：91-92.

[34]陈琼，付远飞，刘惠婷，等.陈皮总黄酮干预血管平滑肌细胞糖胺聚糖代谢的机制研究[J].中药新药与临床药理，2019，30（2）：179-183.

[35]姜义彬.从痰湿论治中青年高血压[J].中医临床研究，2016，8（34）：86-87.

[36]魏玉辉.高脂血症中医病因病机初探[J].新疆中医药，2010，28（4）：3-4.

[37]罗孟德.高血脂症的中医治疗探讨[J].现代中西医结合杂志，2007（31）：4673-4674.

[38]江新凤，邵宛芳，侯艳.普洱茶预防高血脂症及抗氧化作用的研究[J].云南农业大学学报，2009，24（5）：705-711.

[39]熊昌云.普洱茶降脂减肥功效及作用机理研究[D].杭州：浙江大学，2012.

[40]史国军，山广志.原发性肝癌中医病机新论[J].浙江中医杂志，2012（7）：37-38.

[41]梁云麒，沈克平，胡兵.中医胃癌病机与治法研究[J].中华中医药学刊，2014（3）：513-515.

[42]何立丽，孙桂芝，张培彤.胃癌的病因病机研究进展[J].北京中医药，2009，28（3）：234-236.

[43]江海东.普洱茶对胃癌前病变大鼠p53基因表达的影响[J].中国社区医师（医学专业），2011，13（10）：245-246.

[44]Choi, Jeong E. Hesperetin Induced G1-Phase Cell Cycle Arrest in Human Breast Cancer MCF-7 Cells：Involvement of CDK4 and p21[J]. Nutrition & Cancer，2007，59（1）：115-119.

[45]俞乐安，肖遂，黄亚辉，等.柑普提取物对HepG2和SGC-7901肿瘤细胞系的抗增殖作用[J].现代食品科技，2020，36（7）：42-49.

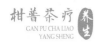

[46]冯辉.抑郁症病机及临证治疗思路[J].天津中医药，2006，23（5）：383-385.

[47]邹斌.收藏普洱茶对市场供需量的影响[J].广东茶业，2019（2）：4-10.

[48]李朝龙.华医学纲目[M].广州：广东教育出版社，2013.

[49]李朝龙.中医流体学理论与实践[M].广州：羊城晚报出版社，2016.

[50]李朝龙.现代国医速成指引 百姓自学成医不是梦[M].广州：羊城晚报出版社，2017.

[51]李朝龙，贺振泉.天然食物调理 健康配伍指南[M].广州：羊城晚报出版社，2018.

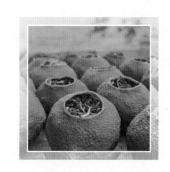

跋

中国的茶文化源远流长，喝茶已经成为众多人的爱好而使茶叶市场长盛不衰。随着新时代大健康产业的发展，各种养生茶应运而生，呈现一派欣欣向荣的景象。茶叶作为养生保健的日常饮品，可期前景十分光明。

一次，应邀参加品尝云鼎柑普茶的聚会，让我舌部清晰地感觉到苦、甘、辛三种味道，顿时觉得此茶一定会有保健养生功效。因为，苦、甘、辛三种味与"华医学"所定义的天然食物清、补、运生物学效应相对应，即味苦者具有清除、清理、清洁作用，味甘者具有补益作用，味辛者具有运化、运行作用。于是，我在喝茶后咀嚼茶料，方知其苦味来源于云南普洱茶茶叶，其甘味来自新会柑皮的内层，其辛辣味来自柑皮的外层。

云鼎全生晒柑普茶的发明者赖惠清先生再次邀我去品茶，恰逢同去的钟医生痛风发作，足部疼痛影响行走。饮茶后，钟医生说他的足部痛感大大减轻，这激起了我对云鼎柑普茶进行深入研究的欲望，于是决定在临床进行清、补、运功效的研究。当即让一位"三高"的同事做预实验，这位同事在喝生晒云鼎柑普茶后，结果显著，令我对该茶肃然起敬。

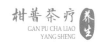

从单品的实验研究看，普洱茶有降脂、降糖、降压、抗氧化、抗肥胖或（和）抗衰老的作用。陈皮亦具有降脂、降糖、降压、抗氧化的生物效应。肖航等学者研究结果表明，陈皮具有抗炎、抗病毒、抗细菌、抗癌、抗氧化、调节免疫、调节肠道菌群、助消化、平喘祛痰、强心等作用，其活性成分多甲氧基黄酮似有较强的抗肿瘤功效。陈皮很重视储藏年份，储藏时间越长越好，可能有人不解。刘丽娜等人的研究提供了依据，研究结果提示，随着陈皮储藏时间的延长，其的黄酮含量显著增加，抗氧化能力增强。上述普洱茶和陈皮的研究给柑普茶提供了科学依据，也给此茶的清、补、运作用奠定了药理学基础：具有降脂、降糖、降压、抗肥胖、抗病毒、抗细菌的茶，其功效属于清的范畴；具有抗癌、抗氧化、抗衰老、调节免疫的茶，其功效属于补的范畴；具有助消化、平喘祛痰、强心的茶，其功效属于运的范畴。清、补、运功效兼有的茶料应是尔后提倡常饮之茶。

天地人之间，不停地进行着"清、补、运"对话和物质交换；例如，久旱时天下一场大雨，清洗地球上的尘灰，补充万物所需之水分，让河水运行流动起来，人间又恢复了生机。在天时地理失序之时，人体状态也会发生异常，需要用清、补、运天然食物调节。赖惠清先生说，他经常喝全生晒柑普茶，并向我展示一张近期他的血液化验单，我惊奇地发现居然毫无异常，这也许正是云鼎生晒柑普茶的功劳吧！

本书以茶为题，对茶文化的传承、对新老茶客习茶定有裨益。

南方医科大学南方医院　李朝龙

2023年2月20日